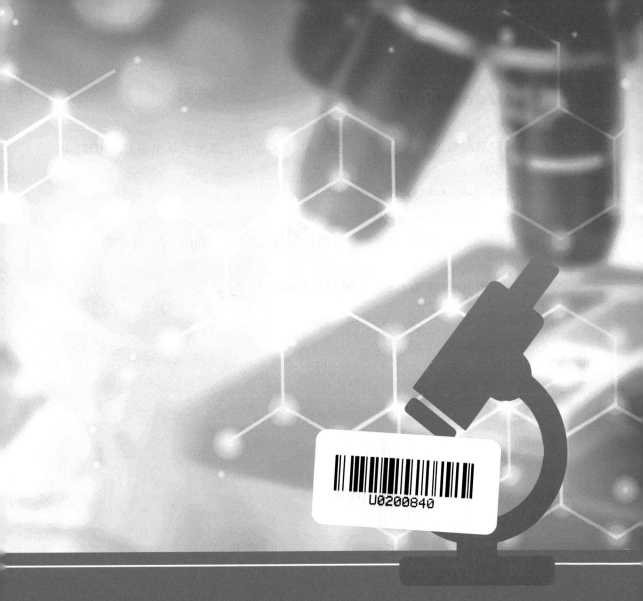

药品检验基础知识

主 编 邓松岳 王 翀

郑州大学出版社

图书在版编目(CIP)数据

药品检验基础知识 / 邓松岳，王翀主编. — 郑州：郑州大学出版社，2022. 10
(2024.6 重印)

ISBN 978-7-5645-9152-6

Ⅰ. ①药… Ⅱ. ①邓…②王… Ⅲ. ①药品检定 – 基本知识 Ⅳ. ①R927.1

中国版本图书馆 CIP 数据核字(2022)第 188961 号

药品检验基础知识

YAOPIN JIANYAN JICHU ZHISHI

策划编辑	李龙传		封面设计	王 微
责任编辑	李龙传　王飞峰		版式设计	王 微
责任校对	薛 晗		责任监制	李瑞卿

出版发行	郑州大学出版社		地　址	郑州市大学路 40 号(450052)
出版人	孙保营		网　址	http://www.zzup.cn
经　销	全国新华书店		发行电话	0371-66966070
印　刷	廊坊市印艺阁数字科技有限公司			
开　本	787 mm×1 092 mm　1 / 16			
印　张	10		字　数	215 千字
版　次	2022 年 10 月第 1 版		印　次	2024 年 6 月第 2 次印刷

书　号	ISBN 978-7-5645-9152-6		定　价	59.00 元

本书如有印装质量问题，请与本社联系调换。

作者名单

主　编　邓松岳　商丘市食品药品检验检测中心

　　　　　王　翀　中国食品药品检定研究院

副主编　何晓栋　洛阳顺势药业有限公司

　　　　　孙晓朋　郑州市食品药品检验所

　　　　　程爱国　洛阳顺势药业有限公司

　　　　　李俊霞　遂成药业股份有限公司

　　　　　王　飞　商丘市食品药品检验检测中心

　　　　　张海防　海南省药品检验所

编　委　杨广生　山东鑫齐药业有限公司

　　　　　王　静　郑州卓峰制药有限公司

　　　　　唐秋玲　上海现代哈森（商丘）药业有限公司

　　　　　陈振峰　柘城县人民医院

　　　　　刘　青　商丘医学高等专科学校

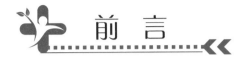

前　言

　　药品检验是药品质量控制的关键环节，是保证人民用药安全有效的一项非常重要的工作。编者从事药品检验工作多年，积累了丰富的药品检验知识和技能。本书详细介绍了常用药品的检验方法、原理、技能和规范操作等内容，具有很强的实用性和可操作性，是一部药品检验人员正确规范进行药品检验的参考书。本书不仅适用于药品检验机构的药检人员，亦适用于药品检验人员培训以及药品研究、生产、医院制剂等。本书的出版发行将对培养药检人才，确保药品检验工作的科学性、准确性，发挥非常重要作用。

　　本书各章节编写人员如下：第一章由邓松岳编写；第二章由程爱国编写；第三章由邓松岳编写；第四章由何晓栋编写；第五章由李俊霞编写；第六章由孙晓朋编写；第七章由王翀编写；第八章由王飞编写；第九章由王飞编写；第十章由邓松岳编写；第十一章由杨广生、王静、唐秋玲、陈振峰、刘青编写；第十二章由邓松岳编写；第十三章由王静、唐秋玲、陈振峰、刘青、杨广生编写；第十四章第一节、第二节、第三节、第四节由王飞编写，第五节、第六节由张海防编写；第十五章由邓松岳编写。

　　本书在编写和出版过程中得到洛阳顺势药业有限公司的大力支持，在此表示感谢。由于认识水平有限、工作积累不足，书中难免存在疏漏和不足，敬请读者批评指正。

目 录

第一章
中国药典凡例

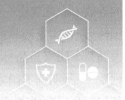

《中华人民共和国药典》简称《中国药典》,是国家药品监督管理药品质量的法定技术标准。国家的药品质量标准还包括中华人民共和国卫生健康委员会药品标准和国家食品药品监督管理总局颁布的药品标准。

凡例是解释和使用《中国药典》正确进行质量检定的基本原则,它把《中国药典》的正文、附录及质量检定有关的共性问题加以规定,以避免在全书中重复说明。凡例中有关规定具有法定的约束力。

第一节　总则与通则

一、总则

总则集中阐明药典中最重要、最原则、最通用、最基础的内容。统一各部凡例的体例、结构,保留中药、化药、生物制品各自特点。有了统领全书的"总则",药典真正具有了技术法典的经典形式。

1.阐明了药典制定颁布依据。明确《中国药典》"依据《中华人民共和国药品管理法》组织制定和颁布实施",与《药品管理法》做了文字衔接。实现了法律标准和技术标准的有机衔接,成为名副其实、名正言顺的法定标准、技术法典。《中国药典》一经颁布实施,其同品种的上版标准或其原国家标准即同时停止使用。

2.阐明药典基本结构内容。明确《中国药典》由一部、二部、三部、四部及其增补本组成,内容分别包括凡例、正文和通则。强化了《中国药典》的结构性、系统性、整体性。明确增补本的药典地位,解决了"增补本"的模糊地位问题,为建立"增补本"形成机制提供依据,打破了《中国药典》五年一轮的惯性,增强了药典形成的灵活性、及时性。《中国药典》一部收载中药,二部收载化学药品,三部收载生物制品,四部收载通则和药用辅料。除特别注明版次外,《中国药典》均指现行版《中国药典》。

3.在药典中对国家药品标准进行规范。明确"国家药品标准由品种正文及其引用的凡例、通用技术要求共同构成"。药典收载的凡例、通则对药典以外的其他国家标准具有同等效力。此规定一是解决了国家药品标准与《中国药典》之间的模糊关系,确立了《中国药典》在国家药品标准体系中的核心地位。国家药品标准已经超越了《中国药典》,扩大到整个国家药品标准体系;此处的"凡例""通则"特指《中国药典》中的"凡例""通则"。二是明确了国家药品标准由凡例、正文及其通则共同组成,而不仅仅是正文本身,任何药品标准脱离了药典的凡例和通则都是行不通的。

4.对凡例进行了解释。凡例是正确使用《中国药典》进行药品质量检定的基本原则,是对《中国药典》正文、通则与药品质量检定有关的共性问题的统一规定。凡例和通则中采用"除另有规定外"这一用语,表示存在与凡例或通则有关规定不一致的情况时,则在正文中另作规定,并按此规定执行。

5.明确了药典与GMP的关系。规定"正文所设各项规定是针对符合《药品生产质量管理规范》(GMP)的产品而言。任何违反GMP或有未经批准添加物质所生产的药品,即使符合《中国药典》或按照《中国药典》没有检出其添加物质或相关杂质,亦不能认为其符合规定"。设置了使用药典的前提。

6.规定了《中国药典》的英文名称及缩写。英文名称为:Pharmacopoeia of the People's Republic of China;英文简写为:Chinese Pharmacopoeia;英文缩写为:ChP。

二、正文

正文系根据药物自身的理化与生物学特性,按照批准的处方来源、生产工艺、贮藏运输条件等所制定的、用以检测药品质量是否达到用药要求并衡量质量是否稳定均一的技术规定。

三、通则

通则主要收载制剂通则、通用检测方法和指导原则。

1.制剂通则系按照药物剂型分类,针对剂型特点所规定的基本技术要求。

2.通用检测方法系各正文品种进行相同检查项目的检测时所应采用的统一的设备、程序、方法及限度等。

3.指导原则系为规范药典执行,指导药品标准制定和修订,提高药品质量控制水平所规定的非强制性、推荐性技术要求。

4.在药品标准中,用括号加注的通则,即为所用方法的依据。例如,在阿司匹林的药品标准中引用了"高效液相色谱法(通则0512)、易炭化物检查法(通则0842)、干燥失重测定法(通则0831)"等。

四、名称及编排

1.药品中文名称系按照《中国药品通用名称》收载的名称及其命名原则命名,《中国药典》收载的药品中文名称均为法定名称。

2.有机药物化学名称系根据中国化学会编撰的《有机化学命名原则》命名。

3.药品化学结构式采用世界卫生组织（WHO）推荐的《药品化学结构式书写指南》书写。

4.正文按药品中文名称笔画顺序排列,单方制剂排在其原料药后面,药用辅料集中编排,通则包括制剂通则、通用检测方法和指导原则,按分类编码。

第二节　项目与要求

一、项目

项目与要求是药品标准中最重要的部分,对性状、鉴别、检查、含量测定、类别、规格及贮藏等进行了规定和解释。

1.制法项下主要记载药品的重要工艺要求和质量管理要求。

（1）所有药品的生产工艺应经验证,并经国务院药品监督管理部门批准,生产过程均应符合《药品生产质量管理规范》的要求。

（2）来源于动物组织提取的药品,其所用动物种属要明确,所用脏器均应来自经检疫的健康动物,涉及牛源的应取自无牛海绵状脑病地区的健康牛群;来源于人尿提取的药品,均应取自健康人群。上述药品均应有明确的病毒灭活工艺要求及质量管理要求。

（3）直接用于生产的菌种、毒种、来自人和动物的细胞、DNA重组工程菌及工程细胞,来源途径应经国务院药品监督管理部门批准并应符合国家有关的管理规范。

2.性状:包括外观性状、嗅、味、溶解度和各种物理常数。外观性状是对药品的色泽和外表感观的规定。如药品的晶型、细度或溶液的颜色需作严格控制时,应在检查项下另作具体规定。物理常数是药品质量的重要指标,它包括熔点、比旋度、吸收系数、相对密度、馏程、凝点、折光率、碘值、黏度、皂化值和酸值等。物理常数不仅对药品有鉴别意义,还可反映药品的纯度。溶解度系为在一定的温度、压力和溶解条件下,一定量的饱和溶液中溶质的含量。溶解度是药品的一种物理性质。标准正文中溶解性质,可供药品精制或制备溶液时参考;如严格控制时,应在正文中另作规定。药品的溶解度检查不合格,提示其纯度、晶型或粒度可能存在问题。药品的近似溶解度用极易溶解、易溶、溶解、略溶、微溶、极微溶解和不溶等名词术语表示。为了规范溶解度的实验结果,凡例中规定了溶解度的实验方法。

3.鉴别:药物的鉴别试验是根据药物的分子结构、理化性质,采用物理、化学或生物学方法来判断药物的真伪。鉴别项下规定的试验方法,仅反应该药品某些物理、化学或生物学等性质的特征,不完全代表对该药品化学结构的确证。药典收载的鉴别试验是指用理化方法来证明已知药品的真实性,而不是对未知物进行定性分析,因此只要求专属性强,再现性好,灵敏度高,以及操作简便、快速等。对无机药品是根据阴、阳离子的特殊反应进行鉴别,对有机药品则大都采用官能团反应。所以常用的方法有:测定生成物的熔点,呈色、沉淀或其他化学反应,色谱法(薄层、气相、液相),紫外吸收光谱特性,红外光谱特性,以及常见盐基或酸根的一般鉴别试验。对于中药,鉴别还包括经验鉴别、显微鉴别。

4.检查:检查项下包括反映药品的安全性与有效性的试验方法和限度、均一性与纯度等制备工艺要求等内容;对于规定中的各种杂质检查项目,系指该药品在按既定工艺进行生产和正常贮藏过程中可能含有或产生并需要控制的杂质(如残留溶剂、有关物质等);改变生产工艺时需另考虑增修订有关项目。检查项下规定的项目指药品在生产和贮藏过程中可能含有的并需要控制的物质,包括4个方面:①安全性;②有效性;③均一性;④纯度要求。

(1)安全性检查:药品的安全性系指合格的药品,在正常的用法和用量下,不应引起与用药目的无关和意外的严重不良反应。是检查药品中存在对生物体产生特殊的生理作用而影响用药安全的某些痕量物质,如"异常毒性"、"热源"、"细菌内毒素"、"无菌""微生物"等。这些指标大都采用生物检定法检查,对于注射给药的药品质量控制尤其重要。

(2)有效性检查:药品内在的有效性是指在规定的适应证、用法和用量的条件下,能满足预防、治疗、诊断人的疾病,有目的地调节人的生理功能的要求。

1)影响药品生物利用度的指标,如原料药的颗粒细度、结晶性、晶型和异构体,制剂的溶出度、释放度等。

2)反映主要质量指标的"制酸力"和"稳定度"等。

3)控制物理性能的"吸水力""黏度""平均分子量"等。

4)类似含量测定的项目,"含氯量""含氟量""含氮量"等。

(3)均一性检查:药品均一性检查是指药物及其制剂按照批准的来源、处方、生产工艺、贮藏运输条件等所生产的每一批次的产品,都符合其质量标准的规定,满足用药的安全性和有效性要求。

原料药物的均一性主要体现为产品的纯杂组成不变、程度可控、质量恒定。

药物制剂的均一性则体现为各单位制剂之间的均匀程度,在各制剂通则项下对此均有明确规定。如片剂等固体制剂的重量差异、含量均匀度等。

(4)纯度要求:药品的纯度检查系指对药品中所含的杂质进行检查和控制,以使药品达到一定的纯度而满足用药的要求。在原料药标准中占最大的部分,包括"有关物质"、"重金属"等。

对于各类制剂,除另有规定外,均应符合各制剂通则项下有关的各项规定。检查中除上述要求外,凡例中还特别强调对于供直接分装成注射用无菌粉末的原料药,应符合注射剂项下相应的要求。

5.含量测定:用于测定药品的含量。可采用化学、仪器或生物测定法。凡采用理化方法对药品中特定成分的绝对含量进行的测定称为含量测定。凡以生物学方法或酶化学方法对药品中特定成分以标准品为对照、采用量反应平行线测定发等进行的生物活性(效力)测定称为效价测定。

6.类别:指按药品的主要作用与用途或学科的归属划分,不排除在临床实践的基础上作其他类别药品使用。

7.规格:制剂的规格指每一个单位制剂中含有主药的重量、含量、装量或效价。注射液项下,如为"1 mL:10 mg",系指 1 mL 中含有主药 10 mg。

8.贮藏:指为避免污染和降解对药品的贮存与保管的基本要求。

遮光——用不透明的容器包装;例如棕色容器或黑纸包裹的无色透明、半透明容器。

避光——避免日光直射。

密闭——用密闭容器包装,防止尘土及异物。

密封——将容器密封,防止风化、吸潮。

熔封或严封——将容器熔封或严封,防止空气进入。

阴凉处——指不超过 20 ℃。

凉暗处——避光并不超过 20 ℃。

冷处——2~10 ℃。

常温——10~30 ℃。

二、对原辅料的要求

均应符合本版药典的规定,使用的辅料应无害,不影响疗效,对药典规定的检验方法无干扰。药典未收载的,必须制订符合药用要求的标准,并需经国务院药品监督管理部门批准。

同一原料药用于不同制剂(特别是给药途径不同的制剂)时,需根据临床用药要求制定相应的质量控制项目。制剂生产使用的药用辅料,应符合现行国务院药品监督管理部门关于药用辅料管理的有关规定,以及本版药典四部药用辅料(通则0215)的有关要求;本版药典收载的药用辅料标准是对在品种【类别】项下规定相应用途辅料的基本要求。

制剂生产企业使用的药用辅料即使符合本版药典药用辅料标准,也应进行药用辅料标准的适用性验证。药用辅料标准适用性验证应充分考虑药用辅料的来源、工艺及制备制剂的特点、给药途径、使用人群及使用剂量等相关因素的影响。

药用辅料生产用原料及生产工艺应得到国家药品监督管理部门的认可,药用辅料生产全过程中不得加入任何未经许可的物质成分。

在采用本药典收载的药用辅料时,还应考虑制备制剂的给药途径、制剂用途、配方组成、使用剂量等其他因素对其安全性影响。根据制剂的安全风险的程度,选择相应等级的药用辅料。特别是对注射剂、眼用制剂等高风险制剂,在适用性、安全性、稳定性等符合要求的前提下应尽可能选择供注射用级别的药用辅料。

采用本版药典收载的药用辅料对制剂的适用性及安全性等可能产生影响时,生产企业应根据制剂的特点,采用符合要求的药用辅料,并建立相应的药用辅料标准,经药品监管部门批准后执行。

第三节　检验方法和限度

一、方法确认

中国药典凡例提出,采用本版药典规定的方法进行检验时应对方法的适用性进行确认。

1.确认的目的:确定检验方法在本实验室的适用性。

2.确认的意义:通过检查并提供客观证据,判定检验检测方法是否满足预定用途或所用领域的需要。

3.确认的时间:在实验室批准使用该方法前。

4.确认的步骤:

(1)制定方法确认程序文件。

(2)确定确认方案,并经审核、批准。

确认的对象:标准方法;确认的目的:是否有能力按标准方法开展检测工作;确认的方法:从"人机料法环测"去证实。首次使用或标准发生变更时,《检验检测机构资质认定能力评价检验检测机构通用要求》(RB/214-2017)规定,在使用标准方法前,实验室应证实能够正确地运用这些标准方法。如果标准方法发生了变化,应重新进行证实。

检验检测人机环料法方法验证(证实)的对象是:实验室对能否正确使用标准方法,对实验室自身能力的证实。

1)对所需人力资源的评价,即检测/校准人员是否具备所需的技能及能力;必要时应进行人员培训,经考核后上岗。

2)对现有设备适用性的评价,诸如是否具有所需的标准/参考物质,必要时应予补充。

3)对设施和环境条件的评价,必要时进行验证。

4）对样品制备,包括前处理、存放等各环节是否满足标准要求的评价。

5）对作业指导书、原始记录、报告格式及其内容是否适应标准要求的评价。

6）对新旧标准进行比较,尤其是差异分析与比对的评价。方法的证实:可包括以前参加过的实验室间比对或能力验证的结果等。

（3）方案实施,并做好记录,应记录确认的过程、确认的结果、该方法是否适合预期用途的结论。

（4）审核、批准并存档。

二、检验方法

药典正文收载的所有品种,均应按规定方法进行检验;如采用其他方法,应将该方法与规定方法进行比较,根据试验结果掌握,但在仲裁时仍以药典方法为准。

三、有效数字

限度的有效位数:标准中规定的限度数值包括上限和下限本身及中间数值,其最后一位是有效位数。在运算过程中,可比规定的有效数字多保留一位数,将最后计算结果按数字修约规则进舍至有效位,并与标准规定限度比较,判断是否符合规定。药品检验工作中除生物检定统计法以外的各种测量或计算而得的数值,应符合国家标准 GB8170《数值修约规程》的规定。

有效数字系指在检验工作中所能得到有实际意义的数值。其最后一位数字欠准是允许的,这种由可靠数字和最后一位不确定数字组成的数值,即为有效数字。

四、含量

1. 原料药的含量（％）,如规定上限为100％以上时,系指用本药典规定的方法测定时可能达到的数值,它为药典规定的限度或允许偏差,并非真实含有量;如标准中未规定上限,系指不超过101.0％。

2. 制剂的含量限度范围,是根据主药含量、测定方法、生产过程和贮存期间可能产生的偏差或变化而制定的,生产应按处方量的100％投料。

问题:主药含量大的限度范围宽,还是主药含量小的限度范围宽?

五、标准品、对照品

标准品、对照品是指用于鉴别、检查、含量测定的标准物质。标准品是指用于生物检定或效价测定的标准物质,其特性量值一般按效价单位计;对照品是指采用理化方法进行鉴别、检查、含量测定的标准物质,其特性量值一般按纯度（％）计。标准品和对照品均应附有使用说明书,一般应标明批号、特性量值、用途、使用方法、储存条件和装量等。标准品和对照品均应按其标签或使用说明书所示的内容使用或储存。

第四节　计量和其他

一、计量

计量仪器应符合国家技术监督部门的规定。计量单位应使用法定单位如：

长度：米(m)，分米(dm)，厘米(cm)，毫米(mm)等。

体积：升(L)，毫升(mL)，微升(ul)。

质量：千克(kg)，克(g)，毫克(mg)等。

物质的量：摩尔(mol)，毫摩尔(mmol)。

压力：帕(Pa)等。

温度摄氏度(℃)。

1. mol/L(摩尔/升)，以 mol/L 表示溶液浓度的 2 种情况：①"XXX 滴定液(YYY mol/L)"，表示其浓度要求精密标定的；②"YYY mol/LXXX 溶液"，表示该溶液浓度不需要精密标定。

2. %(百分比)：根据需要可采用以下符号：%(g/g)、%(mL/mL)、%(mL/g)、%(g/mL)。

3. 溶液后记示(X→XX)：如盐酸溶液(1→10)是指 1.0 mL 盐酸加水制成 10.0 mL 的溶液。

4. 混合溶液的表示方法：如甲醇–水(40∶60)，系指各液体混合时的体积(重量)比例。

5. 缩写"ppm"表示百万分比，系指重量或体积的比例。

6. 溶液的滴，指在 20 ℃时，1.0 mL 水按 20 滴换算。

7. 使用乙醇如未指明浓度，系指 95%(mL/mL)的乙醇。

8. 规定了药筛和粉末细度的等级。药筛分为一号至九号筛，粉末分为六等，即：最粗粉、粗粉、中粉、细粉、最细粉、极细粉。

9. 对温度术语的规定

水浴温度——除另有规定外，均指 98 ~ 100 ℃。

热水——系指 70 ~ 80 ℃。

微温或温水——系指 40 ~ 50 ℃。

室温——系指 10 ~ 30 ℃。

冷水——系指 2 ~ 10 ℃；

冰浴系指约 0 ℃。

放冷系指放冷至室温。

二、精确度

1.称取或量取的量,其精确度可根据数值的有效数位来确定,如称取"0.1 g";系指称量重量可为 0.06～014 g;称取"1 g",系指称量重量可为 0.6～1.4;称取"2.0 g",系指称量重量可为"1.95～2.05 g";称取"2.00 g",系指称量重量可为"1.995～2.005 g"。

2.精密称定:指称取重量准确至所取重量的千分之一。

3.称定:指称取重量准确至所取重量的百分之一。

4.精密量取:指量取体积准确度应符合国家标准中对该体积移液管的精确度要求。

5.量取:系指可用量筒量取。

6.取用量为"约"时,指取用量不超过规定量的±10%。

7.恒重:指供试品连续两次干燥或炽灼后称重的差异不超过 0.3 mg;干燥至恒重的第二次及以后各次称重均应在规定条件下继续干燥 1 h 后进行;炽灼至恒重的第二次称重应在继续炽灼 30 min 后进行。

8.标准中规定"按干燥品(无水物)计算"时,应取未经干燥样品进行试验,并将计算中的取用量按检查项下测得的干燥失重(水分)扣除。

9.空白试验:指不加供试品或以等量溶剂替代供试液的情况下,按同法操作所得的结果;含量测定中的"并将滴定结果用空白试验校正",系指按供试品所耗滴定液的量(mL)与空白试验中所耗滴定液的量(mL)之差进行计算。

三、试药、试液、指示剂

所用试药、试液、指示剂均应按通则规定配制使用。试验用水,除另有规定外,系指纯化水。酸碱度检查所用水,系指新沸并放冷至室温的水。

四、动物试验

应按国务院有关部门规定执行。随着药品纯度的提高,凡是有准确的化学和物理方法或细胞学方法能取代动物试验进行药品质量检测的,应尽量采用,以减少动物试验。

五、说明书、包装、标签

药品说明书和标签应符合国务院药品监督管理部门的规定;直接接触药品的包装材料和容器应符合国务院药品监督管理部门的规定,均应无毒、洁净,与药品应不发生化学反应,并不得影响药品的质量。对于麻醉药品、精神药品、医疗用毒性药品、放射性药品、外用药品、非处方药品的说明书和标签,必须有规定的标识。

凡例主要解决如下 30 个问题：

1. 如果没有注明版次，《中国药典》指哪个版本？

2. 凡例的用途？

3. 通则主要收载的内容？

4. 性状项下记载什么内容？

5. 物理常数包括哪些？

6. 鉴别项下规定的试验方法，是根据药品的哪些特性制定的？

7. 检查项反映对药品的哪方面的要求？

8. 含量测定一般可采用什么方法？

9. 什么是制剂的规格？

10. 常温、冷处、阴凉处系指什么？

11. 药品生产企业内部控制药品质量是否可采用药典以外的其他方法？

12. 有效数字的概念和数值的修约。

13. 原料药的含量(%)，如规定上限为 100% 以上时，应怎样理解？

14. 制定制剂的含量限度范围时，应考虑什么因素？

15. 标准品和对照品有何区别？

16. 浓度要求精密标定的滴定液用什么表示？不需要精密标定浓度的溶液用什么表示？

17. 标准正文中规定某溶液加热后放冷，该如何操作？

18. 颗粒剂溶化性检查，要求用热水，热水的温度应控制在什么范围？

19. 标准中规定加指示剂 3"滴"，这个"滴"的量应如何掌握？

20. "加硝酸溶液(1→3)3 mL"，具体怎样操作？

21. 标准规定"加乙醇 20 mL"，这个"乙醇"是指什么浓度的乙醇？

22. 规定称取"0.1 g"，称取的重量应在什么范围？

23. "精密称定"系指？

24. 取某溶液"5 mL""5.0 mL""5.00 mL"应分别选取什么量器？

25. 什么是恒重？

26. 试验中规定"按干燥品计算"时，应怎么操作？

27. 试验中的"空白试验"是指什么？

28. 含量测定中的"并将滴定的结果用空白试验校正"是指什么？

29. 试验时的温度，未注明时，系指在什么温度范围进行？

30. 标准中规定"加水 20 mL"，这个水是指加什么样的水？

第二章
滴定分析法

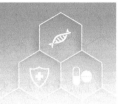

第一节 概 述

药物分析常用的方法一般分为化学分析法和仪器分析法,二者均称为理化分析法。化学分析法是根据被测组分的某种特殊化学反应而建立的一类测定方法,是分析化学的基础,常称之为经典化学分析法。由于测定形式不同,可分为重量分析法和滴定分析法。

滴定分析法是化学定量分析中重要的分析方法。由于滴定分析法主要测量的是溶液的容积,故又称之为"容量分析法"。这种方法是利用某些合适的化学反应,将一种已知准确浓度的试剂溶液(滴定液),滴加到被测物质的溶液中,直到所加的试剂与被测物质按化学式计量关系定量反应完全为止,然后根据所加试剂溶液的浓度和体积,计算出被测物质的含量。

一、几个基本概念

1.滴定:进行滴定分析时,将被测物质溶液置于锥形瓶(或烧杯)中,然后将标准溶液(滴定液)通过滴定管逐滴加到被测物质溶液中进行测定,这一过程称为滴定,滴定分析即因此得名。

2.指示剂:化学计量点时溶液可能没有任何外部特征变化为我们所觉察,当借助于加入的另一种试剂的颜色的改变来指示化学计量点的到达时,这种能改变颜色的试剂称为指示剂。

3.滴定液:滴定液系指在容量分析中用于滴定被测物质含量的标准溶液,具有准确的浓度(取4位有效数字)。

二、滴定误差

当加入的标准溶液与被测物质按照化学计量关系定量反应完全时,这一点称为化学计量点。在滴定时,指示剂颜色的转变点称为滴定终点。滴定终点与化学计量点往往不完全一致,由这种不一致造成的误差称为滴定误差。滴定误差是滴定分析误差的主要来源之一。它的大小取决于滴定反应的完全程度和指示剂的选择是否恰当。

三、滴定分析法的特点和分类

滴定分析法主要用于组分含量在1%以上试样的测定,其特点是:准确度高(相对误差一般在0.2%以下);操作简便、快速;仪器简单、价廉。因此,滴定分析法在生产实践和科学研究中广泛使用。根据滴定反应的类型不同,可将滴定分析法分为酸碱滴定法、配位滴定法、氧化还原滴定法及沉淀滴定法。大多数滴定分析都在水溶液中进行,在水以外的溶剂中进行的滴定分析,称为非水滴定法。

四、指示剂

滴定分析终点的确定可用仪器(如电位滴定中的电位计),而更多的是用指示剂。常用指示剂是一类有机化合物,在溶液中能以两种(或两种以上)形体存在,其存在形式决定于溶液的某种性质[如 H^+(酸碱滴定)或金属离子(配位或沉淀滴定)或电子(氧化还原滴定)等],且两种形体具有明显不同的颜色。

滴定突跃时,被测溶液的浓度(酸碱滴定中的 H^+ 和配位滴定中的金属离子浓度)或某一参数(氧化还原滴定中的电极电位)发生急剧变化,使指示剂由一种形体转变为另一形体,溶液颜色发生明显变化,指示滴定终点的到达。以下式表示:

$$In \quad + \quad X \quad = \quad XIn$$
$$颜色1 \qquad\qquad 颜色2$$

式中 X 为被测溶液的 H^+(酸碱滴定)或金属离子(配位或沉淀滴定)或电子(氧化还原滴定)。

到达终点时,指示剂由颜色1转变为颜色2(或相反)。在一般情况下,当两种形体浓度之比大于等于10时,可观察到浓度较大的形体的颜色。指示剂由一种形体颜色变为另一形体颜色的范围称为指示剂的变色范围。当两者浓度相等时,溶液呈现指示剂的中间过渡颜色,这一点称为指示剂的理论变色点。

选择指示剂的一般原则是:使指示剂的变色点尽可能接近化学计量点,或使指示剂的变色范围全部或部分落在滴定突跃范围内。

五、滴定方式及其适用条件

滴定分析的方式包括直接滴定法、返滴定法、置换滴定法和间接滴定法。

1.直接滴定法

是用标准溶液直接滴定被测物质溶液的方法。滴定分析虽然能应用各种类型的反应,但不是所有反应都可以用于滴定分析。适合直接滴定分析的反应必须具备以下几个条件：

（1）反应必须按一定的反应式进行，即反应具有确定的化学计量关系。

（2）反应必须定量进行，通常要求反应完全程度达到99.9%以上。

（3）反应速度要快，最好在滴定剂加入后即可完成。对于速度较慢的反应，有时可通过加热或加入催化剂等方法来加快反应速度。

（4）必须有合适的指示剂确定滴定终点。凡能满足上述要求的反应，都可用于直接滴定法，例如用HCl滴定NaOH等。直接滴定是最常用和最基本的滴定方式。但是，如果反应不能完全符合上述要求则不能进行直接滴定，这时可以采用下述几种方式进行滴定。

2.返滴定法（回滴法或剩余滴定法）

当试液中待测物质与滴定剂反应很慢，或者用滴定液直接滴定固体试样时，反应不能立即完成，故不能用直接法进行滴定。此时可先准确地加入过量标准溶液，使之与试液中的待测物质进行反应，待反应完成后，再用另一种标准溶液滴定剩余的标准溶液，这种滴定方法称为返滴定法（回滴法或剩余滴定法）。

有时由于某些反应没有合适的指示剂而采用返滴定法。如佛尔哈德法测定氯化物中氯含量时，在酸性溶液中用$AgNO_3$滴定Cl^-，缺乏合适的指示剂，这时，先加入定量过量$AgNO_3$标准溶液与Cl^-反应，再以铁铵矾作指示剂，用NH_4SCN标准溶液滴定过量的Ag^+，出现$[Fe(SCN)]^{2+}$淡红色即为终点。

3.置换滴定法

当待测组分与标准溶液的反应没有确定的计量关系或伴有副反应时，也不能采用直接滴定法。但如果用适当试剂与待测组分反应，使其定量地置换为另一种物质，而这种物质可用适当的标准溶液摘定时，这种滴定方法称为置换滴定法。

例如$Na_2S_2O_3$不能用来直接滴定$K_2Cr_2O_7$等强氧化剂，因为在酸性溶液中这些强氧化剂将$S_2O_3^{2-}$氧化为$S_4O_6^{2-}$及SO_4^{2-}等的混合物，反应没有确定的化学计量关系。但是$Na_2S_2O_3$与I_2的反应却能定量完成，而$K_2Cr_2O_7$在酸性溶液中能与KI定量反应，所以，加入过量的KI使$K_2Cr_2O_7$产生一定量的I_2，再用$Na_2S_2O_3$滴定生成的I_2。

4.间接滴定法

不能与滴定剂直接反应的物质，有时可以通过另外的化学反应以滴定法间接测定。例如Ca^{2+}在溶液中没有可变的价态，不能直接用氧化还原法滴定。但若将Ca^{2+}沉淀为CaC_2O_4，滤过洗净后溶解于硫酸中，就可以用$KMnO_4$标准溶液滴定生成的草酸，从而间接测定Ca^{2+}含量。

六、滴定分析的容量仪器

1.滴定管的使用方法

（1）滴定管的构造及其准确度

1）滴定管是容量分析中最基本的测量仪器,它是由具有准确刻度的细长玻璃管及开关组成。容量分析是测定滴定时自滴定管内流出标准溶液的体积。

2）准确度

①常量分析用的滴定管为 50 mL 或 25 mL 时,刻度小至 0.1 mL,读数可估计到 0.01 mL,一般有±0.02 mL 的读数误差,所以每次滴定所用溶液体积最好在 20 mL 以上,若滴定所用体积过小,则滴定管刻度读数误差影响增大。例如:所用体积为 10 mL,读数误差为±0.02 mL,则其相对误差±0.02/10×100% = ±0.2% ,如所用体积为 20 mL 时,则其相对误差即减小至±0.1% 。

②10 mL 滴定管一般刻度可以区分为 0.10/0.05 mL。用于半微量分析时区分小至 0.02 mL,可以估计读到 0.005 mL。

③在微量分析中,通常采用微量滴定管,其容量为 1 ~ 5 mL,刻度区分小至 0.01 mL,可估计读到 0.002 mL。

④在容量分析时,若消耗滴定液在 25 mL 以上,可选用 50 mL 滴定管;10 mL 以上者,可用 25 mL 滴定管;在 10 mL 以下,宜用 10 mL 或 10 mL 以下滴定管,以减少滴定时体积测量的误差。一般标化时用 50 mL 滴定管;常量分析用 25 mL 滴定管;非水滴定用 10 mL 滴定管。

（2）滴定管的种类

1）酸式滴定管（玻塞滴定管）

酸式滴定管的玻璃活塞是固定配合该滴定管的,所以不能任意更换。要注意玻塞是否旋转自如,通常是取出活塞,拭干,在活塞两端沿圆周抹一薄层凡士林作润滑剂,然后将活塞插入,顶紧,旋转几下使凡士林分布均匀（几乎透明）即可,再在活塞尾端套一橡皮圈,使之固定。注意凡士林不要涂得太多,否则易使活塞中的小孔或滴定管下端管尖堵塞。在使用前应试漏。一般的滴定液均可用酸式滴定管。因碱性滴定液常使玻塞与玻孔粘合,以至难以转动,故碱性滴定液宜用碱式滴定管。但碱性滴定液只要使用时间不长,用毕后立即用水冲洗,亦可使用酸式滴定管。

2）碱式滴定管

碱式滴定管的管端下部连有橡皮管,管内装一玻璃珠控制开关,一般用做碱性滴定液的滴定。其准确度不如酸式滴定管,由于橡皮管的弹性会造成液面的变动。具有氧化性的溶液或其他易与橡皮起作用的溶液,如高锰酸钾、碘、硝酸银等不能使用碱式滴定管。在使用前,应检查橡皮管是否破裂或老化及玻璃珠大小是否合适,无渗漏后才可使用。

3）使用前的准备

酸式滴定管使用前应检查活塞转动是否灵活，然后检查是否漏水。试漏的方法是先将活塞关闭，在滴定管内装满水，放置 2 min，观察管口及活塞两端是否有水渗出，然后将活塞转动 180°，再放置 2 min，看是否有水渗出，若无渗水现象，活塞转动也灵活，即可使用；否则应将活塞取出，用滤纸擦干活塞及活塞套，在活塞粗端和活塞套细端分别涂一薄层凡士林，亦可在玻璃活塞孔的两端涂上一薄层凡士林，小心不要涂在孔边以防堵塞孔眼。然后将活塞放入活塞套内，沿一个方向旋转，直至透明为止，最后应在活塞末端套一橡皮圈以防使用时将活塞顶出。

若活塞孔或玻璃尖嘴被凡士林堵塞时，可将滴定管充满水后，将活塞打开，用洗耳球在滴定管上部挤压、鼓气，一般可将凡士林排出；若还不能把凡士林排除，可将滴定管尖端插入热水中温热片刻，然后打开旋塞，使管内的水突然流下，将软化的凡士林冲出，并重新涂油、试漏。

碱式滴定管使用前应检查玻璃珠和乳胶管是否完好，检查滴定管是否漏水。若胶管已老化，玻璃珠过大（不易操作）或过小和不圆滑（漏水），应予更换。

酸式滴定管用于盛放酸性和氧化性溶液，但不能盛放碱性溶液，因其磨口玻璃塞会被碱性溶液腐蚀，放置久了，活塞将打不开。碱式滴定管用于盛放碱性溶液，但不能盛放能与乳胶管起反应的氧化性溶液，如高锰酸钾、碘和硝酸银等。

4）滴定液的装入

①在装滴定液前，须将滴定管洗净，使水自然沥干（〈内壁应不挂水珠〉），先用少量滴定液荡洗 3 次，（每次 5 ~ 10 mL），除去残留在管壁和下端管尖内的水，以防装入滴定液被水稀释。

②滴定液装入滴定管应超过标线刻度零以上，这时滴定管尖端会有气泡，必须排出，否则将造成体积误差。如为酸式滴定管可转动活塞，使溶液的急流逐去气泡；如为碱式滴定管，则可将橡皮管弯曲向上，然后捏开玻璃珠，气泡即可被溶液排出。

③最后，再调整溶液的液面至刻度零处，即可进行滴定。

5）操作注意事项

①滴定管在装满滴定液后，管外壁的溶液要擦干，以免流下或溶液挥发而使管内溶液降温（在夏季影响尤大）。手持滴定管时，也要避免手心紧握装有溶液部分的管壁，以免手温高于室温（尤其在冬季）而使溶液的体积膨胀（特别是在非水溶液滴定时），造成读数误差。

②使用酸式滴定管时，应将滴定管固定在滴定管夹上，活塞柄向右，左手从中间向右伸出，拇指在管前，食指及中指在管后，三指平行地轻轻拿住活塞柄，无名指及小指向手心弯曲，食指及中指由下向上顶住活塞柄一端，拇指在上面配合动作。在转动时，中指及

食指不要伸直,应该微微弯曲,轻轻向左扣住,这样既容易操作,又可防止把活塞顶出。

③每次滴定须从刻度零开始,以使每次测定结果能抵消滴定管的刻度误差。

④在装满滴定液后,滴定前"初读"零点,应静置1~2 min再读1次,如液面读数无改变,仍为零,才能滴定。滴定时不应太快,每秒钟放出3~4滴为宜,更不应成液柱流下,尤其在接近计量点时,更应一滴一滴逐滴加入(〈在计量点前可适当加快滴定〉)。滴定至终点后,须等1~2 min,使附着在内壁的滴定液流下来以后再读数,如果放出滴定液速度相当慢时,等半分钟后读数亦可,"终读"也至少读两次。

⑤滴定管读数可垂直夹在滴定管架上或手持滴定管上端使自由地垂直读取刻度,读数时还应该注意眼睛的位置与液面处在同一水平面上,否则将会引起误差。读数应该在弯月面下缘最低点,但遇滴定液颜色太深,不能观察下缘时,可以读液面两侧最高点,"初读"与"终读"应用同一标准。

⑥滴定时,左手不能离开活塞,任溶液自流。摇瓶时,应微动腕关节,使溶液向同一方向旋转(左、右旋转均可),不能前后振动,以免溶液溅出。不要摇动使瓶口碰到管口上,以免造成事故。摇瓶时,要使溶液旋转出现有一旋涡,因此,摇瓶要有一定的速度,不能摇得太慢,以免影响化学反应的进行。

⑦滴定时,要观察滴落点周围颜色的变化。不要去看滴定管上部的体积,而不顾滴定反应的进行。

⑧滴定速度的控制:一般开始时,滴定速度可稍快,呈"见滴成线",即3~4滴/s。接近终点时,要逐滴加入,即加一滴摇几下,再加,再摇。最后是每加半滴,摇几下锥形瓶,直至溶液出现明显颜色变化为止。

⑨滴定管有无色、棕色两种,一般需避光的滴定液(如硝酸银滴定液、碘滴定液、高锰酸钾滴定液、亚硝酸钠滴定液、溴滴定液等),需用棕色滴定管。

2. 量瓶的使用方法

(1)量瓶是具有细长的颈和磨口玻塞(亦有塑料塞)的瓶子,塞与瓶应编号配套或用绳子相连接,以免挑错,在瓶颈上有环状刻度。量瓶是用来精密配制一定体积溶液的容器。

(2)向量瓶中加入溶液时,必须注意弯月面最低处要恰与瓶颈上的刻度相切,观察时眼睛位置应与液面和刻度同一水平面上,否则会引起测量体积不准确。量瓶有无色、棕色两种,应注意选用。

(3)量瓶是用来精密配制一定体积的溶液的,配好后的溶液如需保存,应转移到试剂瓶中,不要用于贮存溶液。量瓶不能在烘箱中烘烤。

3. 移液管的使用方法

移液管有各种形状,最普通的是中部吹成圆柱形,圆柱形以上及以下为较细的管颈,下部的管颈拉尖,上部的管颈刻有一环状刻度。移液管为精密转移一定体积溶液时用的。

（1）使用时,应先将移液管洗净,自然沥干,并用待量取的溶液少许荡洗3次。

（2）然后以右手拇指及中指捏住管颈标线以上的地方,将移液管插入供试品溶液液面下约1 cm,不应伸入太多,以免管尖外壁粘有溶液过多,也不应伸入太少,以免液面下降后而吸空。然后,用洗耳球轻轻将溶液吸上,眼睛注意正在上升的液面位置,移液管应随容器内液面下降而下降,当液面上升到刻度标线以上约1 cm时,迅速用右手食指堵住管口,取出移液管,用滤纸条拭干移液管下端外壁,并使与地面垂直,稍微松开右手食指,使液面缓缓下降,此时视线应平视标线,直到弯月面与标线相切,立即按紧食指,使液体不再流出,并使出口尖端接触容器壁,以除去尖端外残留溶液。

（3）再将移液管移入准备接受溶液的容器中,使其出口尖端接触器壁,使容器微倾斜,而使移液管直立,然后放松右手食指,使溶液自由地顺壁流下,待溶液停止流出后,一般等待15 s拿出。

（4）注意此时移液管尖端仍残留有一滴液体,不可吹出。

4.刻度吸管的使用方法

（1）刻度吸管是由上而下(或由下而上)刻有容量数字,下端拉尖的圆形玻璃管。用于量取体积不需要十分准确的溶液。

（2）刻度吸管有“吹”、“快”两种形式。使用标有“吹”字的刻度吸管时,溶液停止流出后,应将管内剩余的溶液吹出;使用标有"快"字的刻度吸管时,待溶液停止流出后,一般等待15 s拿出。

（3）量取时,最好选用略大于量取量的刻度吸管,这样溶液可以不放至尖端,而是放到一定的刻度(读数的方法与移液管相同)。

5.容量仪器使用的注意事项

（1）移液管及刻度吸管一定要用橡皮吸球(洗耳球)吸取溶液,不可用嘴吸取。

（2）滴定管、量瓶、移液管及刻度吸管均不可用毛刷或其他粗糙物品擦洗内壁,以免造成内壁划痕,容量不准而损坏。每次用毕应及时用自来水冲洗,再用洗衣粉水洗涤(不能用毛刷刷洗),用自来水冲洗干净,再用纯化水冲洗3次,倒挂,自然沥干,不能在烘箱中烘烤。如内壁挂水珠,先用自来水冲洗,沥干后,再用重铬酸钾洗液洗涤,用自来水冲洗干净,再用纯化水冲洗3次,倒挂,自然沥干。

（3）需精密量取5、10、20、25、50 mL等整数体积的溶液,应选用相应大小的移液管,不能用两个或多个移液管分取相加的方法来精密量取整数体积的溶液。

（4）使用同一移液管量取不同浓度溶液时要注意充分荡洗(3次),应先量取较稀的一份,然后量取较浓的。在吸取第一份溶液时,高于标线的距离最好不超过1 cm,这样吸取第二份不同浓度的溶液时,可以吸得再高一些荡洗管内壁,以消除第一份的影响。

（5）容量仪器(滴定管、量瓶、移液管及刻度吸管等)需校正后再使用,以确保测量体积的准确。

第二节 滴定液

一、简述

滴定液系指在容量分析中用于滴定被测物质含量的标准溶液,具有准确的浓度(取4位有效数字)。

滴定液的浓度以"mol/L"表示,其基本单元应符合药典规定。滴定液的浓度值与其名义值之比,称为"F"值,常用于容量分析中的计算。

《中国药典》中规定,滴定液的浓度,以 mol/L(摩尔/升)表示者,其浓度要求精密标定的滴定液用"XXX 滴定液(YYY mol/L)"表示;作其他用途不需精密标定其浓度时,用"YYY mol/L XXX 溶液"表示,以示区别。

例:盐酸滴定液(0.1 mol/L)、0.1 mol/L 的盐酸溶液等。

二、配制

滴定液的配制方法有间接配制法与直接配制法两种,应根据规定选用,并应遵循下列有关规定。

1. 所用溶剂"水",系指蒸馏水或去离子水,在未注明有其他要求时,应符合《中国药典》"纯化水"项下的规定。

2. 采用间接配制法时,溶质与溶剂的取用量均应根据规定量进行称取或量取,并且制成后滴定液的浓度值应为其名义值的 0.95~1.05,如在标定中发现其浓度值超出其名义值的 0.95~1.05 范围时,应加入适量的溶质或溶剂予以调整。当配制量大于 1 000 mL 时,其溶质与溶剂的取用量均应按比例增加。

例:【配制】硫代硫酸钠滴定液(0.1 mol/L)

取硫代硫酸钠 26 g 与无水碳酸钠 0.20 g,加新沸过的冷水适量使溶解并稀释至 1 000 mL,摇匀,放置 1 个月后滤过。

3. 采用直接配制法时,其溶质应采用"基准试剂",并按规定条件干燥至恒重后称取,取用量应为精密称定(精确至 4~5 位有效数字),并置 1 000 mL 量瓶中,加溶剂溶解并稀释至刻度,摇匀。配制过程中应有核对人,并在记录中签名以示负责。

基准试剂应符合以下条件:纯度高(在 99.9% 以上);组成与化学式相符(包括结晶水);性质稳定,不易吸湿,加热时不分解,不与氧气,二氧化碳作用;易溶解;摩尔质量大。

例:重铬酸钾滴定液(0.01 667 mol/L)

【配制】取基准重铬酸钾,在120 ℃干燥至恒重后,称取4.903 g,置1 000 mL量瓶中,加水适量使溶解并稀释至刻度,摇匀,即得。

4. 配制浓度等于或低于0.02 mol/L的滴定液时,除另有规定外,应于临用前精密量取浓度等于或大于0.1 mol/L的滴定液适量,加新沸过的冷水或规定的溶剂定量稀释制成。

5. 配制成的滴定液必须澄清,必要时可滤过;并按药典中各该滴定液项下的[贮藏]条件贮存,经下述标定其浓度后方可使用。

三、标定

"标定"系指根据规定的方法,用基准物质或已标定的滴定液准确测定滴定液浓度(mol/L)的操作过程;应严格遵照药典中各该滴定液项下的方法进行标定,并应遵循下列有关规定。

1. 工作中所用分析天平、滴定管、量瓶和移液管等,均应经过检定合格;其校正值与原标示值之比的绝对值大于0.05%时,应在计算中采用校正值予以补偿。

2. 标定工作宜在室温(10~30 ℃)下进行,并应在记录中注明标定时的室内温度。

3. 所用基准物质应采用"基准试剂",取用时应先用玛瑙乳钵研细,并按规定条件干燥,置干燥器中放冷至室温后,精密称取(精确至4~5位数);有引湿性的基准物质宜采用"减量法"进行称重。

4. 如系以另一已标定的滴定液作为标准溶液,通过"比较"进行标定,则该另一已标定的滴定液的取用应为精密量取(精确至0.01 mL),用量除另有规定外应等于或大于20 mL,其浓度亦应按药典规定准确标定。

5. 根据滴定液的消耗量选用适宜容量的滴定管,滴定管应洁净,玻璃活塞应密合、旋转自如,盛装滴定液前,应先用少量滴定液淋洗3次,盛装滴定液后,宜用小烧杯覆盖管口。

6. 标定中,滴定液宜从滴定管的起始刻度开始;滴定液的消耗量,除另有特殊规定外,应大于20 mL,读数应估计到0.01 mL。

7. 标定中的空白试验,系指在不加供试品或以等量溶剂替代供试液的情况下,按同法操作和滴定所得的结果。

8. 标定工作应由初标者(一般为配制者)和复标者在相同条件下各自作平行试验3份,各项原始数据经校正后,根据计算公式分别进行计算:3份平行试验结果的相对平均偏差,除另有规定外,不得大于0.1%;初标平均值和复标平均值的相对偏差也不得大于0.1%;标定结果按初、复标的平均值计算,取4位有效数字。

四、贮藏与使用

1. 滴定液在配制后应按药典规定的[贮藏]条件贮存,一般宜采用质量较好的具玻璃塞的玻瓶。

2. 应在滴定液贮瓶外的醒目处贴上标签,写明滴定液名称及其标示浓度;并在标签下方加贴如下内容的表格,根据记录填写。

表2-1　滴定液的配制

配制日期	标定日期	室温	浓度 c(mol/L)	配制者	标定者	复标者

3. 滴定液经标定所得的浓度或校正因子("F"值),除另有规定外,可在 3 个月内应用,过期应重新标定。

当标定与使用时的室温相差未超过 10 ℃时,除另有规定外,其浓度值可不加温度补正值;但当室温之差超过 10 ℃,应加温度补正值,或按要求进行重新标定。

4. 取用滴定液时,一般应事先轻摇储存有大量滴定液的容器,使与黏附于瓶壁的液滴混合均匀,而后分取略多于需用量的滴定液置于洁净干燥的具塞玻瓶中,用以直接转移至滴定管内,或用移液管量取,避免因多次取用而反复开启贮存滴定液的大容器;取出后的滴定液不得倒回原贮存容器中,以避免污染。

5. 当滴定液出现浑浊或其他异常情况时,该滴定液应即弃去,不得再用。

第三章
紫外-可见分光光度法

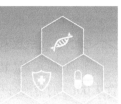

第一节 概　述

紫外-可见分光光度法是通过被测物质在紫外光区或可见光区的特定波长或一定波长范围的吸光度,对物质进行定性和定量分析的方法。本法在药品检验中主要用于药品的鉴别、检查和含量测定。

按所吸收的光的波长区域不同,分为紫外分光光度法和可见分光光度法,合称为紫外-可见分光光度法。定量分析通常选择物质的最大吸收波长处测出吸光度,然后用对照品或吸收系数算出被测物质的含量,多用于制剂的含量测定;对已知物质定性可用吸收峰波长或吸光度比值作为鉴别方法。

朗伯-比尔定律(Lambert-Beer law)为吸收光度法的基本定律,是描述物质对单色光吸收的强弱与吸光物质的浓度和厚度间关系的定律,是分光光度法的理论基础。

单色光通过某一物质的溶液时,如果入射光的强度不变,溶液吸光度(A)与溶液浓度(C)和液层厚度(L)成正比。

$$A = \lg 1/T = ECL$$

式中 E 为吸收系数。

吸收系数:吸光物质在单位浓度和单位液层厚度时的吸光度。在一定条件下(单色光波长、溶剂、温度),吸收系数是物质的特性常数,不同物质对同一波长的单色光,可有不同吸收系数,可作为定性的依据。

表示方法有两种:

1.百分吸收系数($E_{1 cm}^{1\%}$):当溶液浓度(C)为 1%(g/mL),光路长度(L)为 1 cm 时,相应的吸光度为百分吸收系数,以 $E_{1 cm}^{1\%}$ 表示。

$$E_{1 cm}^{1\%} = A/C \times L(cm)$$

2.摩尔吸收系数(ε):当溶液的浓度(C)为 1 mol/L,光路长度(L)为 1 cm 时,相应的吸收系数为摩尔吸收系数,以 ε 表示。

$$\varepsilon = A/C(\text{mol/L}) \times L(\text{cm})$$

ε 和 E 的关系是：$\varepsilon = E_{1\,\text{cm}}^{1\%} \times$ 分子量/10

摩尔吸收系数多用于研究分子结构，百分吸收系数多用于测定含量。

举例：氯霉素($M=323.15$)的水溶液在 278 nm 有最大吸收。设用纯品配制 100 mL 含 2.00ug 的溶液，以 1.00 cm 厚的吸收池在 278 nm 处测得透光率为 24.3%，按前述各式可分别求得吸光度 $A=0.614$，吸收系数 $\varepsilon=9920$，$E_{1\,\text{cm}}^{1\%}=307$。

第二节　紫外-可见分光光度计

一、紫外-可见分光光度计的结构

紫外-可见分光光度计由光源、单色器、吸收池、检测器和讯号处理及显示器组成。

1. 光源：要求有能发射强度足够而且稳定的、具有连续光谱且发光面积小的光源。紫外区可用氢灯或氘灯，可见区用钨灯或卤钨灯。

2. 单色器：将来自光源的连续光谱按波长顺序色散，并从中分离出一定宽度的谱带。色散原件有棱镜和光栅两种。

3. 吸收池：用光学玻璃制成的吸收池，只能用于可见光区。用熔融石英制的吸收池，适用于紫外光区，也可用于可见光区。

4. 检测器：常用的检测器有光电池、光电管、光电倍增管和光二极管阵列检测器。

二、分光光度计的类型

1. 单光束分光光度计。

2. 双光束分光光度计。

3. 光多道二极管阵列检测的分光光度计。

紫外-可见分光光度计的光学性能：

1. 波长范围：仪器能测量的波长范围，一般为 190～800 nm。

2. 波长的准确度：仪器显示的波长数值与单色光的实际波长值之间的误差。

3. 波长重现性：重复使用同一波长，单色光实际波长的变动值。

4. 吸光度测定范围：仪器能测量吸光度的范围。

5. 光度准确度：以透光率测量值的误差表示。

7. 光度重复性：同样情况下重复测量透光率的变动性。

8. 分辨率：单色器分辨两条靠近的谱线的能力。

9. 杂散光：通常以测光讯号较弱的波长处所含杂散光的强度百分比为指标。

三、紫外-可见分光光度计的特点

1. 与其他光谱分析方法相比,其仪器设备和操作都比较简单,费用少,分析速度快。

2. 灵敏度高。

3. 选择性好。

4. 精密度和准确度较高,相对误差可小于1%。

5. 用途广泛。

四、仪器的校正:

仪器应定期按法定要求检定,除此,还应进行期间核查校正。

1. 波长的校正/波长准确度的允差范围:紫外区为±1 nm,500 nm 处±为 2 nm。

波长准确度的检定方法:①用低压汞灯检定;②用仪器固有的氘灯检定;③用氧化钬玻璃检定;④用高氯酸钬溶液检定。

2. 吸光度的准确度:用基准重铬酸钾,配成一定浓度,测定百分吸收系数,应在药典规定允差范围。

第三节　紫外-可见分光光度法的应用

1. 定性分析

(1)对比吸收光谱的特征数据:λmax、λmin。例:布洛芬项下【鉴别】:(1)取本品,加 0.4%氢氧化钠溶液制成每 1 mL 中约含 0.25 mg 的溶液,照紫外-可见分光光度法(通则 0401)测定,在 265 nm 与 273 nm 的波长处有最大吸收,在 245 nm 与 271 nm 的波长处有最小吸收,在 259 nm 的波长处有一肩峰。

(2)对比吸光度的比值:$A_1/A_2 = E_1/E_2$

例:维生素 B_{12} 注射液项下【鉴别】:取含量测定项下的供试品溶液,照紫外-可见分光光度法(通则 0401)测定,在 361 nm 与 550 nm 的波长处有最大吸收,361 nm 波长处的吸光度与 550 nm 波长处的吸光度的比值应为 3.15~3.45。

(3)对比吸收光谱的一致性。这种方法要求仪器准确度、精密度高,而且测定条件要相同,在《中国药典》中没有得到应用。

2. 定量分析(含量测定)

在适宜的波长处测定溶液的吸光度,就可求出其浓度。通常应选被测物质吸收光谱中的吸收峰处,以提高灵敏度并减少测定误差。被测物质如有几个吸收峰,可选不易有其他物质干扰的、较高的吸收峰。例如:维生素 B_{12} 的吸收光谱中有 278 nm、361 nm、

550 nm3 个吸收峰,百分吸收系数分别为 119、207、63,定量时选用的波长为 361 nm。

$$C_{样}=\frac{A_{样}C_{标}}{A_{对}}$$

(1)对照品比较法。在相同条件下配制供试品溶液和对照品溶液,在所选波长处同时测定,按下式计算样品的浓度。

然后根据样品的称量及稀释情况计算得出供试品的百分含量。为了减少误差,配制对照品溶液中所含被测成分的量应为供试品溶液中被测成分标示量的 100% ±10% 以内。

例:尼尔雌醇片的含量测定。取尼尔雌醇片的细粉适量(约相当于尼尔雌醇 10 mg),加无水乙醇溶解并定容至 100 mL,滤过,取续滤液在 280 nm 的波长处测定吸光度;另取尼尔雌醇对照品,同法操作,计算,即得。

(2)吸收系数法

按各品种项下配制供试品溶液,在规定的波长及该波长 ±2 nm 处测定其吸光度,按各品种在规定条件下给出的吸收系数计算含量。用本法测定时,吸收系数通常应大于 100,并注意仪器的校正和检定。

例:维生素 B_{12} 的水溶液在 361 nm 的 $E_{1\,cm}^{1\%}$ 值为 207,若用 1 nm 吸收池测得某维生素 B_{12} 溶液的吸光度是 0.414,求该溶液的浓度。

$$C=\frac{A}{EL}=\frac{0.414}{207\times100\times1}=0.002 \text{ g/100 mL}=20 \text{ μg/mL}$$

应注意用百分吸光系数计算的浓度为百分浓度(g/100 mL)。

吸收系数法的优点是简单方便,用于含量测定无需对照品。吸收系数是由多人用多台仪器经重复实验确定的。但是,吸收系数法受干扰因素较多,对仪器、环境的要求较高,温度变化,试剂质量,以及不同仪器的波长或吸光度精度的差异,都会对测定结果的准确性造成影响。而采用对照品平行测定,可以减少甚至消除仪器、试剂和环境的引入误差,使结果更为准确、可靠。原来的一些吸收系数法测定含量的实例也逐渐被对照品法所取代。

3. 常用概念

吸收峰:曲线上吸光度最大的地方,它所对应的波长称最大吸收波长 λmax。

谷:峰与峰之间吸光度最小的部位,该处的波长称为最小吸收波长 λmin。

肩峰:在吸收峰旁边产生的一个曲折。

末端吸收:只在图谱短波端呈现强吸收而不成峰形的部分。

4. 影响紫外-可见吸收光谱的因素

物质的吸收光谱与测定条件有密切关系。测定条件(温度、溶剂极性、pH 值等)不同,吸收光谱的形状、吸收峰的位置、吸收强度等都可能发生变化。

(1)温度:在室温范围内,温度对吸收光谱的影响不大。

(2)溶剂:注意以下几点,①尽量选用低极性溶剂;②能够很好地溶解被测物质,并且形成的溶液具有良好的化学和光化学稳定性;③溶剂在样品的吸收光谱区无明显吸收。

(3)pH 值:pH 值对紫外–可见吸收光谱的影响是比较普遍的,无论是酸性、碱性或中性物质都有明显的影响。

5. 操作要点及注意事项

(1)试验中所用的量瓶和移液管均应经过检定校正、洗净后使用。

(2)使用的石英吸收池必须洁净。透光率相差在 0.3% 以下者可配对使用,否则必须加以校正。

(3)取吸收池时,手指拿毛玻璃面的两侧,透光面要用擦镜纸由上而下擦拭干净。装样品的体积以池体积的 4/5 为度。

(4)溶剂的选择和使用。检查所用溶剂在供试品所用的波长附近是否符合要求。在同一次测量中,应尽可能使用同一批溶剂或同一瓶溶剂,以减少溶剂对结果的影响。

(5)样品及对照品的称量应按药典规定要求。配制溶液时稀释转移次数应尽可能少,转移稀释时所取容积应不少于 5 mL。含量测定供试品应取 2 份,平行操作,每份结果对平均值的偏差应在 ±0.5% 以内,作鉴别或检查可取样品 1 份。如为对照品比较法,对照品也应取 2 份。

(6)供试品溶液的浓度,除各品种项下已注明者外,供试品溶液的吸光度应在 0.3 ~ 0.7 为宜。

(7)选用仪器的狭缝谱带宽度应小于供试品吸收带的半高宽的十分之一,否则测得的吸收光度值会偏低,或以减小狭缝宽度时供试品溶液的吸光度不再增加为准。

(8)测定时除另有规定者外,应在规定的吸收峰 ±2 nm 处,再测几点的吸光度,以核对供试品的吸收峰位置是否正确,并以吸光度最大的波长作为测定波长。

(9)用于制剂含量测定时,应注意供试液与对照液的 pH 值是否一致,如 pH 值对吸收有影响,则应调整溶液的 pH 值一致后再测定吸光度。

第四章
色 谱 法

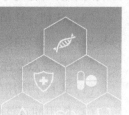

第一节　薄层色谱法

薄层色谱法是将供试品点于薄层板上,在展开容器内用展开剂展开,使供试品所含成分分离,所得色谱图与适宜的对照物按同法所得的色谱对比,并可用薄层扫描仪进行扫描,用于鉴别、检查或含量测定的方法。

一、仪器与用具

1. 薄层板

(1)自制薄层板在保证色谱质量的前提下,如需对薄层板进行特别处理和化学改性,以适应供试品分离的要求时,可用实验室自制的薄层板。最常用的固定相有硅胶 G、硅胶 GF_{254}、硅胶 H、硅胶 HF_{254}、微晶纤维素等。其颗粒大小一般要求直径为 5 ~ 40 μm,加水或羧甲基纤维素钠水溶液(0.2% ~ 0.5%)适量调成糊状,均匀涂布于玻璃板上。使用涂布器涂布应能使固定相在玻板上涂成一层符合厚度要求的均匀薄层。玻璃板应光滑、平整,洗净后不附水珠。

(2)市售薄层板分普通薄层板和高效薄层板,如硅胶板、硅胶 GF_{254} 薄层板、聚酰胺薄膜等。

预制薄层板包装上的符号及含义:G-石膏为黏合剂,H-无外部黏合剂,F_{254}-荧光指示剂激发波长。

2. 点样器

一般采用微升毛细管或手动、半自动、全自动点样器材。

3. 展开容器

上行展开一般可用适合薄层板大小的专用平底或双槽展开缸,展开时须能密闭。水平展开,用专用的水平展开缸。

4. 显色装置

喷雾显色应使用玻璃喷雾瓶或专用喷雾器,要求用压缩气体使显色剂呈均匀细雾状喷出;浸渍色谱显色可用专用玻璃器械或用适宜的玻璃缸代替;蒸气熏蒸显色可用双槽玻璃缸或适宜大小的干燥容器代替。

5. 检视装置

如装有可见光、254 nm 及 365 nm 紫外光源及相应滤光片的暗箱,可附加摄像设备供拍摄图像用。暗箱内光源应有足够的光照度。

6. 薄层色谱扫描仪

系指对薄层板上分离出来的在紫外可见光区有吸收的斑点,或经激发后能发射出荧光的斑点进行扫描,将扫描得到的谱图和积分数据用于物质定性或定量的分析仪器。

二、试药与试液

各品种项下规定的试药与试液。

三、方法

1. 薄层板制备

(1)市售薄层板临用前一般应在 110 ℃活化 30 min。聚酰胺薄膜不需活化。铝基片薄层板可根据需要裁剪,但须注意裁剪后的薄层板底边的硅胶层不得有破损。如在贮放期间被空气杂质污染,使用前可用氯仿、甲醇或两者的混合溶剂在展开缸中上行展开预洗,110 ℃活化后放干燥器中备用。

(2)自制薄层板除另有规定外,将 1 份固定相和 3 份水(或加有黏合剂的水溶液)在研钵中向同一方向研磨混合,去除表面气泡后,倒入涂布器中,在玻板上平稳地移动涂布器进行涂布(厚度为 0.2 ~ 0.3 mm),取下涂好的薄层板,置水平台上于室温下晾干后,110 ℃烘 30 分钟,随即置于有干燥剂的干燥箱中备用。使用前应检查其均匀度,在反射光及透射光下检视,表面应均匀、平整,无麻点,无气泡,无破损及污染。

2. 点样除另有规定外,在洁净干燥的环境,用专用毛细管或配合相应的半自动、自动点样器械点样于薄层板上,一般为圆点状或窄细的条带状,点样基线距底边 10 ~ 15 mm,高效板一般基线离底边 8 ~ 10 mm,圆点状直径一般不大于 4 mm,高效板一般不大于 2 mm。接触点样时注意勿损伤薄层表面。条带状宽度一般为 5 ~ 10 mm,高效板条带宽度一般为 4 ~ 8 mm,可用专用半自动或自动点样器械喷雾法点样。点间距离可视斑点扩散情况以相邻斑点互不干扰为宜,一般不少于 8 mm,高效板样品间隔不少于 5 mm。点样体积不宜太大,一般为 0.5 ~ 10 μL。

原点残留溶剂供试品溶液的溶剂在原点残留会改变展开剂的选择性,亲水性溶剂残留在原点会吸收大气中的水分,会影响色谱的质量,因此除去原点残留溶剂是必要的,除去原点残留溶剂应用吹风机冷风吹干,避免使用热风,以避免遇热不稳定和易挥发的成分被破坏或损失,如薄荷脑、冰片等。

3. 展开

展开缸预先用展开剂饱和可避免边缘效应。将点好样品的薄层板放入展开缸中,浸入展开剂的深度为距原点 5 mm(切勿将样点浸入展开剂中)为宜,密闭。除另有规定外,一般上行展开 10 ~ 15 cm,高效薄层板上行展开 5 ~ 8 cm。溶剂前沿达到规定的展距后,取出薄层板,晾干,待检测。

展开剂的选择及优化薄层色谱法常用溶剂按极性由弱到强的顺序是:石油醚<环己烷<三氯乙烷<甲苯<二氯乙烷<乙醚<乙酸乙酯<丙酮<正丙醇<乙醇<吡啶<酸<水。在薄层色谱中,通常根据被分离组分的极性,首先用单一溶剂展开,由分离效果进一步考虑改变展开剂的极性或选择混合展开剂。

混合展开剂选择原则及规律:①强极性溶剂体系一般由正丁醇和水组成,也用甲醇、乙醇、乙酸乙酯等来调节,适合于极性和体积较大的有机碱类化合物的分离;②中等极性的溶剂体系一般由三氯甲烷和水组成,加甲醇、乙醇增加展开剂极性,并能有效抑制硅醇基而减少拖尾,适合于皂苷类、蒽醌类;③弱极性的溶剂体系一般由石油醚、苯、环己烷等组成,再根据需要加入甲醇、乙醇、乙酸乙酯等来调节溶剂系统的极性,以达到好的分离效果,适用于极性小的物质。

关于展开剂的选择和优化,主要考虑两个方面:溶剂的极性和溶剂的选择性。前者要求使待分离的主要成分斑点的 R_f 值能在 0.2 ~ 0.8 的范围内,后者要求达到最佳的分离度。

4. 显色与检视

供试品含有可见光下有色成分,可直接在日光下检视,也可用喷雾法或浸渍法以适宜的显色剂显色,或加热显色,在日光下检视。有荧光的物质或遇某些试剂激发荧光的物质可在 365 nm 紫外光灯下观察荧光色谱。对于可见光下无色,但在紫外光下有吸收的成分可用带有荧光剂的硅胶板(如硅胶 GF_{254} 板),在 254 nm 紫外光灯下观察荧光板面上的荧光淬灭物质形成的色谱。

四、注意事项

1. 自制薄层板应在洁净干燥的环境中涂布、晾干。羧甲基纤维素钠水溶液应放置澄清,无纤维颗粒、无霉菌团块,必要时过滤。

2. 展开前如需要溶剂蒸气预平衡,可在缸中加入适量展开剂,密闭,一般保持 15 ~ 30 min,溶剂蒸气预平衡后,应迅速放入载有供试品的薄层板,立即密闭、展开。如需使展开缸达到溶剂蒸气饱和的状态,则须在展开缸的内侧放置与缸内径同样大小的滤纸,密闭一定时间使达到饱和,再如法展开。

3. 薄层板在使用前应进行活化,活化后的薄层板应立即置干燥器中保存。保存时间不宜过长,最好随用随制。

4. 溶剂选择是否适当影响点样原点及分离后斑点的形状,一般应选择极性小的溶剂;只有在供试品极性较大,薄层板的活性较大,才选择极性大的溶剂。试液的浓度要适宜,最好控制在使点样量不超过 10 μL。

5. 点样量过多可造成原点"超载",展开剂产生绕行现象,使斑点拖尾。点样速度要快,以不超过 10 min 为宜。点样时必须注意勿损坏薄层表面,待溶剂挥散后方可展开。

6. 实验环境的相对湿度和温度对薄层分离效果有着较大的影响(实验室一般要求相对湿度在65%以下为宜),因此应保持试验环境的相对恒定。

五、结果与判定

1. 供试品色谱中在与对照品色谱相对应位置上的斑点显示的颜色与 R_f 值均应一致。若 R_f 值出现稍有差异时,可以适当增加预饱和时间,或在点样时,增加供试品与对照品混合点样,以帮助判定主斑点。

2. 供试品色谱中在与对照药材色谱相对应位置上的主斑点应一一对应,颜色与 R_f 值均应一致。

3. 当供试品色谱斑点颜色较弱时,增加一倍点样量,与对照品或对照药材色谱比较,应有可识别的对应斑点。结果可由多人(3~5 人)综合判断,以多数人的结论为准,结论处应有判断人签名。

六、记录与计算

1. 记录以下内容

(1)薄层板的种类,供试品的预处理,供试液与对照液的配制及其点样量。

(2)展开剂的溶剂组成及比例、展距、显色剂、显色条件、点样位置;展开时的环境温度及相对湿度。

(3)必要时计算出 R_f 值,并按要求记录。

(4)薄层色谱图像一般可采用手绘,色谱图大小应与实物大小一致,如需放大或缩小,应注明比例关系。主斑点位置及颜色应标注;必要时可采用摄像设备拍摄,以光学照片或电子图像的形式保存。也可用薄层扫描仪记录相应的色谱图。

2. R_f 值计算: R_f 值 = 原点至被测主斑点距离/原点至前沿距离。 R_f 值一般为 0.2 ~ 0.8。

第二节 高效液相色谱法

一、色谱法

利用不同物质在不同相态的选择性分配,以流动相对固定相中的混合物进行洗脱,混合物中不同的物质会以不同的速度沿固定相移动,最终达到分离的效果。

起源:将一滴含有混合色素的溶液滴在一块布或一片纸上,随着溶液的展开可以观察到一个个同心圆环出现。

1906 年,茨维特在研究植物色素的组成时,把含植物色素,即叶绿素的石油醚提取液注入 一根装有 $CaCO_3$ 颗粒的竖直玻璃管中,提取液中的色素被吸附在 $CaCO_3$ 颗粒上,再加入纯石油醚,任其自由流下,经过一段时间以后,叶绿素中的各种成分就逐渐分开,在玻璃管中形成了不同颜色的谱带,"色谱"(即有色的谱带)一词由此而得名。

色谱分析法的特点是:有两相,一是固定相,一是流动相,两相作相向运动。

Chromatography 将色谱法用于分析中,则称为色谱分析。色谱分析是一种分离分析法。

二、色谱法分离原理

当流动相中所携带的混合物流过固定相时,就会和固定相发生作用(力的作用)。由于混合物中各组分在性质和结构上有差异,与固定相发生作用的大小也有差异。因此在同一推动力作用下,不同组分在固定相中的滞留时间有长有短,从而按先后不同的次序从固定相中流出。

三、色谱法的分类

按流动相状态的不同,可分为:气相色谱法(gas chromatography,GC);液相色谱法(liquid chromatography,LC);超临界流体色谱(supercritical fluid chromatogrophy,SFC)。

四、高效液相色谱

高效液相色谱是色谱法的一个重要分支,以液体为流动相,采用高压输液系统,将具有不同极性的单一溶剂或不同比例的混合溶剂、缓冲液等流动相泵入装有固定相的色谱柱,在柱内各成分被分离后,进入检测器进行检测,从而实现对试样的分析。该方法已成为化学、医学、工业、农学、商检和法检等学科领域中重要的分离分析技术应用。

五、高效液相色谱仪

高效液相色谱仪由高压输液泵、色谱柱、进样器、检测器、积分仪或数据处理系统组成。

1. 高压泵

驱动流动相和样品通过色谱分离柱和检测系统。

泵是色谱仪核心,泵将流动相从溶剂瓶输送到液相流路系统中,并要在高压下保持流量和压力的稳定。

使用四元泵的比例阀有 A、B、C、D4 个通道(安捷伦),建议将盐溶液接在下面的通道 A 和 D,将有机溶剂接在上面的通道 B 和 C,也就是有机通道最好在盐溶液通道的上面,且建议定期用水冲洗所有比例阀通道,除去在阀口析出的盐结晶。

防止任何固体微粒进入泵体,因为尘埃或其他任何杂质微粒都会磨损柱塞、密封环、缸体和单向阀,因此应预先除去流动相中的任何固体微粒。流动相最好在玻璃容器内蒸馏,而常用的方法是滤过,可采用滤膜(0.2 μm 或 0.45 μm)等滤器。泵的入口都应连接砂滤棒(或片)。输液泵的滤器应经常清洗或更换。

注意事项:泵工作时要防止溶剂瓶内的流动相被用完,否则空泵运转也会磨损柱塞、缸体或密封环,最终产生漏液。输液泵的工作压力决不要超过规定的最高压力,否则会使高压密封环变形,产生漏液。

2. 色谱柱

在日常分离分析工作中,色谱柱的正确使用和维护十分重要,色谱柱使用是否得当,直接影响色谱柱的寿命,在色谱操作过程中,需要注意下列问题,以维护色谱柱。

柱子在装卸、更换时,动作要轻,接头拧紧要适度。必须防止较强的机械振动,以免柱床产生空隙。

避免压力和温度的急剧变化及任何机械震动。温度的突然变化或者使色谱柱从高处掉下都会影响柱内的填充状况;柱压的突然升高或降低也会冲动柱内填料,因此在调节流速时应该缓慢进行,在阀进样时阀的转动不能过缓。

应逐渐改变溶剂的组成,特别是反相色谱中,不应直接从有机溶剂改变为全部是水,反之亦然。

如使用柱温控制装置时,应注意在通入流动相后才能升温。

一般说来色谱柱不能反冲,只有生产者指明该柱可以反冲时,才可以反冲除去留在柱头的杂质。否则反冲会迅速降低柱效。

选择使用适宜的流动相,以避免固定相被破坏。有时可以在进样器前面连接一个预柱,分析柱是键合硅胶时,预柱为硅胶,可使流动相在进入分析柱之前预先被硅胶"饱和",避免分析柱中的硅胶基质被溶解。

经常用强溶剂冲洗色谱柱,清除保留在柱内的杂质。在进行清洗时,对流路系统中流动相的置换应以相混溶的溶剂逐渐过渡,每种流动相的体积应是柱体积的20倍左右,即常规分析需要50~75 mL。

保存色谱柱时应将柱内充满乙腈或甲醇,柱接头要拧紧,防止溶剂挥发干燥。绝对禁止将缓冲溶液留在柱内静置过夜或更长时间。

3. 进样器

液相色谱仪大多使用自动进样器引入样品,正确使用自动进样器是保证液相色谱仪分离精确度的基本条件。

进样装置要求:密封性好,死体积小,重复性好,保证中心进样,进样时对色谱系统的压力、流量影响小。

4. 检测器

检测器作用:将柱流出物中样品组成和含量变化转化成可供检测的信号,紫外-可见分光检测器,包括二极管阵列检测器,其他常见的检测器有荧光检测器、蒸发光散射检测器、示差折光检测器、电化学检测器和质谱检测器等。

(1)光学类检测器紫外吸收检测器(UVD)是目前HPLC中应用最广泛的检测器,流动的紫外分光光度计。其特点是灵敏度较高,线性范围宽,噪声低,适用于梯度洗脱,对强吸收物质检测限度可达1 ng,检测后不破坏样品,可用于制备,并能与任何检测器串联使用。

二极管阵列检测器(PDAD)是20世纪80年代才出现的一种光学多通道检测器,它可以看作是UVD的一个分支。在对每个洗脱组分进行光谱扫描,经计算机处理后,得到光谱和色谱结合的三维图谱。其中吸收光谱用于定性(确证是否是单一纯物质),色谱用于定量,常用于复杂样品(如生物样品、中草药)的定性定量分析。

(2)荧光检测器(FD)是一种高灵敏度、有选择性地检测器,可检测能产生荧光的化合物。某些不发荧光的物质可通过化学衍生化生成荧光衍生物,再进行荧光检测。其最小检测浓度可达0.1 ng/mL,适用于痕量分析。如氨基酸、胺类、维生素、甾族化合物及某些代谢药物都可以用荧光法检测。

(3)示差折光检测器(RID)是一种通用型检测器,对所有溶质都有响应,某些不能用选择性检测器检测的组分,如高分子化合物、糖类、脂肪烷烃等,可用示差检测器检测。示差检测器是基于连续测定样品流路和参比流路之间折射率的变化来测定样品含量的。

(4)蒸发光散射检测器(ESD)也是一种通用型的检测器,可检测挥发性低于流动相的任何样品,而不需要样品含有发色基团。ESD的响应值与样品的质量成正比,因而能用于测定样品的纯度或者检测未知物。ESD灵敏度比RID高,对温度变化不敏感,基线稳定,可用于梯度洗脱。现在ESD已被广泛应用于碳水化合物、类脂、脂肪酸和氨基酸、药物及聚合物等的检测。

(5)质谱检测器(MSD)是另一种通用型检测器,在灵敏度、选择性、通用性及化合物的分子量和结构信息的提供等方面都有突出的优点。但它的昂贵操作费用和复杂性限制了它的推广应用。

检测器的保养在分析前、柱平衡得差不多时,打开检测器。紫外检测器的平衡时间大约需要 20 min,示差折光检测器则更长。在分析完成后,马上关闭检测器。检测池污染时,将柱拆下,用合适的溶剂冲洗污染物。

六、色谱系统分类

液-液色谱有正相和反相之分。正相:固定相极性流动相相对非极性。反相:固定相相对非极性流动相极性。

由于极性化合物更容易被极性固定相所保留,所以正相液-液色谱系统一般可用于分离极性化合物。反相液-液色谱系统一般可用于分离非极性或弱极性化合物。

正相色谱的流出顺序是极性小的先流出,极性大的后流出;反相色谱的流出顺序正好相反。

七、流动相

反相色谱系统的流动相常用甲醇-水系统和乙腈-水系统,用紫外末端波长检测时,宜选用乙腈-水系统。流动相中应尽可能不用缓冲盐,如需用时,应尽可能使用低浓度缓冲盐。

用十八烷基硅烷键合硅胶色谱柱时,流动相中有机溶剂一般不低于5%,否则易导致柱效下降、色谱系统不稳定。

正相色谱系统的流动相常用两种或两种以上的有机溶剂,如二氯甲烷和正己烷等。

流动相溶剂应选择 HPLC 的溶剂或依此为标准的溶剂。流动相使用前用 0.45 μm 滤膜过滤、脱气,清除微粒和灰尘。流动相溶剂须经脱气,如不脱气,在溶剂混合时,或压力温度变化时容易产生大量气泡,会导致输液不畅,检测器产生噪声信号等。

流动相恢复到室温后使用。流动相温度与室温相差时,流动相在恢复到室温前,基线水平很难稳定,特别是发生漂移,也容易产生气泡等现象。水与有机溶剂混合时,混合液变化大,往往会与室温相差很大,务必注意。

做 HPLC 流动相的试剂水应用二次蒸馏水,水相流动相需经常更换,防止长菌变质。使用去离子水、针剂水、纯净水(饮用)并不合适,尤其是做梯度洗脱时,水中的不纯物会成为鬼峰,从而干扰分析结果。

流动相的 pH 值过高或过低,流动相使用纯水,使用高浓度磷酸盐缓冲溶液,使用离子对试剂等,均可能造成色谱柱填料被化学破坏,这种对色谱柱固定相及键合相的破坏通常是不可修复的。

用缓冲盐做流动相时,在使用前和使用后都要用水清洗流路,绝对禁止将缓冲溶液留在流路中静置或更长时间。

若需要使用含盐的流动相,使用前需过滤。并且使用该含盐流动相前,色谱柱需先用低比例有机相(有机相含量应不低于10%)的溶液冲洗,以免缓冲盐析出。流动相若为蒸馏水或含盐的缓冲液,建议现用现配,以免流动相因滋生微生物而造成柱填料的污染。

八、系统适用性试验

色谱系统的适用性试验通常包括理论板数、分离度、灵敏度、拖尾因子和重复性。

色谱柱的理论板数(n)用于评价色谱柱的分离效能。

由于不同物质在同一色谱柱上的色谱行为不同,采用理论板数作为衡量色谱柱效能的指标时,应指明测定物质,一般为待测物质或内标物质的理论板数。

在规定的色谱条件下,注入供试品溶液或各品种项下规定的内标物质溶液,记录色谱图,量出供试品主成分色谱峰或内标物质色谱峰的保留时间 t_R 和峰宽(W)或半高峰宽($W_{h/2}$),按 $n = 16(t_R/W_R)^2$ 或 $= 5.54(t_R/W_{h/2})^2$ 计算色谱柱的理论板数。t_R、W、$W_{h/2}$ 可用时间或长度计但应取相同单位。

理论塔板数和理论塔板高度的计算方法:

理论塔板数:

$$n = 5.54\left(\frac{t_R}{W_{1/2}}\right)$$

理论塔板高度 $HETP = L/n$

理论塔板数 n 越大,柱效越高。

分离度(R)用于评价待测物质与被分离物质之间的分离程度,是衡量色谱系统分离效能的关键指标。可以通过测定待测物质与已知杂质的分离度,也可以通过测定待测物质与某一指标性成分(内标物质或其他难分离物质)的分离度,或将供试品或对照品用适当的方法降解,通过测定待测物质与某一降解产物的分离度,对色谱系统分离效能进行评价与调整。

除另有规定外,待测物质色谱峰与相邻色谱峰之间的分离度应大于1.5。

分离度计算公式:$R = 2(t_{R2} - t_{R1})/(W_1 + W_2)$

t_{R2}:相邻两峰中后一峰的保留时间。t_{R1}:相邻两峰中前一峰的保留时间;W_1、W_2:此相邻两峰的峰宽。

色谱分离基本方程

$$R = \frac{t_{R(2)} - t_{R(1)}}{\frac{1}{2}(W_1 + W_2)}$$

R:分离度。

t_R:保留时间。

t_0:死时间。

W:峰底宽度。

分离度 R 反映的是相邻两个峰的分开程度:R>1.5 可以得到基线分离;R 太小,两个峰无法彻底分离;R 太大,分离时间过长,工作效率低下。

一般要求 R>1.5,也可遵循行业特殊规定。

改变分离选择性 α 的方法:

◆改用不同的流动相。

◆改变流动相的组成 α 并非必须大于 1.5。

◆改变流动相 pH 值尽量优化前几种实验条件提高 a 值。

◆改变柱温避免改变固定相(买新柱子),以便降低成本。

◆应用特殊的化学效应。

◆改变固定相。

分离效果改善色谱柱使用时间过长,柱效会降低,会影响到分离度,改善方法是更换新的色谱柱。如果是新的色谱柱,分离度还不好,可以采用更长一些的色谱柱,也会增加分离度。

流动相的调节,通过调节流动相中各组分的比例,使流动相的极性发生变化,分离效率会不一样,这要针对待检测的成分具体情况进行分析确定。

改变柱温,相同条件下升高柱温,会增大色谱柱的分离能力而提高分离度。

灵敏度用于评价色谱系统检测微量物质的能力,通常以信噪比(S/N)来表示。通过测定一系列不同浓度的供试品或对照品溶液来测定信噪比。定量测定时,信噪比应不小于 10;定性测定时,信噪比应不小于 3。系统适用性试验中可以设置灵敏度实验溶液来评价色谱系统的检测能力。

拖尾因子:为保证测量精度,应检查待测峰的拖尾因子(T)是否符合各品种项下的规定,或不同浓度进样的校正因子误差是否符合要求。拖尾因子计算公式为:

$$T = \frac{W_{0.05h}}{2d_1}$$

式中:$W_{0.05h}$ 为 0.05 峰高处的峰宽;d_1 为峰极大至峰前尚之间的距离。

除另有规定外,峰高法定量时 T 应在 0.95 ~ 1.05。T<0.95 为前延峰,T>1.05 为拖尾峰。

表4-1 不对称因子和拖尾因子的关系

A_s（at10%）	T_f（at5%）
1.0	1.0
1.3	1.2
1.6	1.4
1.9	1.6
2.2	1.8
2.5	2.0

重复性用于评价色谱系统连续进样时响应值的重复性能。采用外标法时，通常取各品种项下的对照品溶液，连续进样5次，除另有规定外，其峰面积测量值的相对标准偏差应不大于2.0%；采用内标法时，通常配制相当于80%、100%和120%的对照品溶液，加入规定量的内标溶液，配成3种不同浓度的溶液，分别至少进样2次，计算平均校正因子，其相对标准偏差应不大于2.0%。

九、色谱定性与定量方法

1. 色谱定性分析

纯物对照定性各物质在一定的色谱条件下均有确定不变的保留值，因此保留值可作为定性指标。

实现方法：①利用保留时间和保留体积定性；②用相对保留值定性；③用已知物增加峰高法定性。

应用范围：适用于简单混合物，对该样品已有了解并具有纯物质的情况。

优点：应用简便，不需要其他仪器。

缺点：定性结果的可信度不高。

提高可信度的方法：双柱、双体系定性。

2. 定量方法

校正归一化法——含归一化。

内标法——含内标标准曲线法。

（1）外标法——含单点校正。

校正归一化法：当试样中各组分都能流出色谱柱，且在检测器上均有响应，各组分峰没有重叠时，可用此法。优点：简便、准确，当操作条件如进样量等变化时，对定量结果影响很小，该法适合于常量物质的定量。缺点：对该法的苛刻要求限制了它的使用。

面积归一化法

若各组分的定量校正因子相近或相同，则上式可简化为：

$$C_i = \frac{A_i}{\sum A_i} \times 100\%$$

（2）内标法

将一定量的纯物质作为内标物，加入准确称量的试样中。

$$\frac{m_i}{m_s} = \frac{f_i A_i}{f_s A_s}$$

$$C_i\% = \frac{m_i}{m} \times 100 = \frac{f_i A_i \cdot m_s}{f_s A_s} \cdot \frac{1}{m} \times 100 = \frac{A_i}{A_s} \cdot \frac{m_s}{m} \cdot f_{i,s} \times 100$$

适用范围：当只需测定试样中某几个组分，且试样中所有组分不能全部出峰时可用。优点：受操作条件的影响较小，定量结果较准确，使用上不像归一化法那样受到限制，此法适合于微量物质的分析。缺点：每次分析必须准确称量被测物和内标物，不适合于快速分析。

内标标准曲线法（多点校正内标法）

$f_{i,s} m_s/m$ 为常数 K，此时 $C_i\% = K \cdot (A_i/A_s)$，以 $C_i\%$ 对 A_i/A_s 作标准曲线。优点：不必测校正因子，消除了某些操作条件的影响，方法简便，适合液体试样的常规分析。

外标法（标准曲线法）：用于常规分析。优点：操作简单，计算方便。缺点：结果的准确度取决于进样量的重现性和操作条件的稳定性。该法必须定量进样。

单点校正：当被测试样中各组分的浓度变化范围不大时用单点校正法。即配制一个与被测组分含量十分接近的标准溶液，定量进样，计算被测物的含量。

$$C_i\% = \frac{A_i}{A_s} \cdot C_s \times 100\%$$

十、分析中的各项误差及其影响因素

1. 定量中的误差问题

样品的代表性（样品的前处理）；进样系统的影响；柱系统的影响；测量误差；定量结果的误差分析。

2. 影响保留值的因素

（1）溶质结构对保留值的影响

正相：溶质极性越强，官能团越多，保留值越大；反相：溶质极性越弱，疏水性越强，保留值越大。溶质的保留值与其分子非极性部分的总面积有关，面积越大，保留值越大。

（2）溶剂性质

正相：溶剂极性越弱，保留值越大；反相：流动相表面张力大、介电常数大，则极性越强，其斥力越大，溶质与固定相键合越强，保留值越大。

（3）盐的影响

通常加入醋酸盐、硼酸盐、硫酸盐等。无机盐使流动相表面张力增大，对非离子性溶质,使 k 增加,对离子型溶质,k 下降。对碱性有机物有改善峰形的作用。

(4)pH 值

加入酸、碱或缓冲液,控制 pH 值,抑制溶质的离子化,改善峰形。用于分析弱酸、碱。

(5)样品分子结构

溶质分子的官能团极性增加,保留值增加;溶质分子的官能团数目增加,保留值增加;保留值与溶质的空间效应有关;保留值与吸附中心的几何分布有关。

(6)吸附剂

吸附剂的孔径越小,表面积越大,保留值越大;吸附剂的活性越强,保留值越大,活性由流动相中的含水量来控制。

十一、样品测定注意事项

1. 样品配制:①溶剂;②容器。塑料容器常含有高沸点的增塑剂,可能释放到样品液中造成污染,而且还会吸留某些药物,引起分析误差。某些药物特别是碱性药物会被玻璃容器表面吸附,影响样品中药物的定量回收,因此必要时应将玻璃容器进行硅烷化处理。

2. 记录时间:第一次测定时,应先将空白溶剂、对照品溶液及供试品溶液各进一针,并尽量收集较长时间的图谱(如 30 min 以上),以便确定样品中被分析组分峰的位置、分离度、理论板数及是否还有杂质峰在较长时间内才洗脱出来,确定是否会影响主峰的测定。

3. 进样量:药品标准中常标明注入 10 μL,而目前多数 HPLC 系统采用定量环(10 μL、20 μL 和 50 μL),因此应注意进样量是否一致(可改变样液浓度)。

4. 计算:由于有些对照品标示含量的方式与样品标示量不同,有些是复合盐、有些含水量不同、有些是盐基不同或有些是采用有效部位标示,检验时请注意。

十二、高效液相色谱仪常见故障排除

高效液相色谱仪器出现故障可以从多方面入手。①从部件的运转情况推测,如压力、流速的变化。②从色谱图的异常情况推测,如出峰时间、峰形。③从数据结果中分析。

(一)从压力变化判断

1. 压力无

表4-2

现象	判断	故障排除
面板灯不亮	电源不通	检查电源
	接头松脱	拧紧接头
泵头漏液	接口太松	拧紧泵头螺丝
	泵密封垫磨损	更换密封垫
泵不送溶剂	泵头有气泡,溶剂需脱气	排气泡,溶剂需脱气
	溶剂贮液器中过滤器脏	清洗贮液瓶、过滤器
	排空阀打开	关闭排空阀
	控制器设定不正确	设置正确
	流动相不够	补足流动相

2. 压力高

表4-3

现象	判断	故障排除
压力值高	泵流速设定太高	设定正确的流速
	缓冲结晶盐沉党政	冲洗
	样品与流动相不互溶	稀释或改变流动相
	柱温太低	升高温度
	色谱柱性能下降	换柱
	溶剂贮液器中过滤器脏	清洗
	链接管路阻塞	冲洗,必要时更换
	进样阀阻塞	冲洗进样器

3. 压力低

表4-4

现象	判断	故障排除
压力值高	泵流速设定太低	设定正确的流速
	色谱柱选择不恰当	更换恰当的色谱柱
	柱温过高	降低柱温
	系统漏液	检查漏液位置并维修
	流动相使用不当	改变流动相

4.压力不稳

表4-5

现象	判断	故障排除
压力变化重现性好	采用梯度	所引起的压力是正常
泵内有气泡	溶剂脱气不适当	排气泡,溶剂需脱气
压力波动	泵密封垫损坏	更换密封垫
	溶剂混事器故障	清洗或更换混合器
漏液	连接口太松	柠紧接口
	管路损坏	更换

(二)从色谱图的异常情况推测

1.峰前沿

表4-6

现象	判断	故障排除
峰前沿	柱性能下降	更换色谱柱
	保护柱失效	换柱芯
	进样体积太大或样品浓度太高	降低进样体积或降低样品浓度

2.峰拖尾

表4-7

现象	判断	故障排除
峰拖尾	柱性能下降	更换色谱柱
	保护柱失效	换柱芯
	色谱柱或保护柱被污染	清洗柱或保护柱,必要时更换
	色谱柱选择不当	选择恰当的色谱柱
	流动相选择不当	选择恰当的流动相

3.峰变宽

表4-8

现象	判断	故障排除
峰变宽	柱性能下降	更换色谱柱
	保护柱失效	换柱芯
	色谱柱或保护柱被污染	清洗柱或保护柱,必要时更换
	色谱柱选择不当	选择恰当的色谱柱
	流动相选择不当	选择恰当的流动相
	流动相流速太低	调节流速
峰变宽	缓冲液浓度太低	增加浓度
	系统没达到平衡	使系统达到平衡
	进样器问题	检查进样器
	环境温度变化	使用柱温箱
	漏液	检查漏液的位置并维修
	出现两个或多个未被完全分离的物质的峰	选择其他色谱条件以改善分离效果
	检测器时间常数太大	使用较小的时间常数

4.峰分叉

表4-9

现象	判断	故障排除
峰分叉	柱性能下降	更换色谱柱
	保护柱失效	换柱芯
	色谱柱或保护柱被污染	清洗柱或保护柱,必要时更换
	进样体积太大或样品浓度太高	降低进样体积或降低样品浓度
	样品溶剂不溶于流动相	改变溶剂或采用流动相溶解样品

5. 无峰

表 4-10

现象	判断	故障排除
无峰	检测器参数设置错误	设置正确的检测器参数
	样品降解	检查样品配制过程,更换样品
	自动进样器故障	检查进样器
	无样品	加样品
	检测器与数据处理装置连接故障	检查并正确连接

6. 鬼峰

表 4-11

现象	判断	故障排除
色谱图出现换峰	样品前处理时产生降解或混入杂质	用标准品对照、检查样品处理过程,换新样品
	前一次进样的洗脱物	增加分析时间或梯度洗脱、提高流速、如问题仍存在,两次进样间用强溶剂冲洗色谱柱
	注射器污染	清洗注射器、冲洗进样口
	流动相被污染	清洗溶剂贮液瓶、清洗溶剂入口过滤器、使用 HPLC 级试剂
	柱被污染	清洗柱或更换柱
	六通阀污染	清洗六通阀
	检测器污染	清洗检测器
	管路污染	冲洗管路

7. 保留时间变化

表4-12

现象	判断	故障排除
压力值高	系统不稳或未达到平衡	分析之前应有足够的时间使系统平衡
	室温波动大	使用柱温箱,将系统置于恒温、空气对流小的环境
	柱被污染	冲洗柱或更换柱
	溶剂配比不合适	调节溶剂配比
	进样体积太大或样品浓度太高	减小进样体积或降低样品浓度

8. 保留时间不断变化

表4-13

现象	判断	故障排除
保留时间不断变化	流速变化	重新设定流速,检查泵是否正常工作
	系统没有达到平衡	分析之前应有足够的时间使系统平衡
	柱被污染	冲洗柱或更换柱
	流动相被污染	清洗溶剂贮液瓶、清洗溶剂入口过滤器、使用 HPLC 级试剂
	系统泄漏	检查并进行维修
	流动相脱气不够充分	清洗溶剂贮液瓶、清洗溶剂入口过滤器、使用 HPLC 级试剂
	室温变化	使用柱温箱,将系统置于恒温、空气对流小的环境
	柱恒温箱设置有误	设置正确的温度

9. 基线漂移

表4-14

现象	判断	故障排除
基线漂移	系统不稳或没有达到平衡	分析之前应有足够的时间使系统平衡
	室温不稳	使用柱温箱,将系统置于恒温、空气对流小的环境
	流动相污染或分解	清洗溶剂贮液瓶、清洗溶剂入口过滤器、使用 HPLC 级试剂
	流动相脱气不充	脱气重新平衡系统
基线漂移	流动相配比不当或流速变化	更改配比或流速
	柱被污染	冲洗柱或更换柱
	固定相流失	为说明问题存在,用一段连接管路代替色谱柱,通过流动相检测基线
	检测池被污染或有气体	用甲醇或其他强极性的溶剂冲洗流通池
	系统泄漏	检查并进行维修
	样品中有强保留的物质	用强度合适的溶剂清洗色谱柱

10. 无规则基线噪声

表4-15

现象	判断	故障排除
无规则基线噪声	系统不稳定或没有达到平衡	分析之前应有足够的时间使系统平衡
	系统泄漏	检查并进行维修
	流动相污染或分解	清洗溶剂贮液瓶、清洗溶剂入口过滤器、使用 HPLC 级试剂
	柱被污染	冲洗柱或更换柱
	色谱柱填料流失或阻塞	更换色谱柱
	流动相混合不均或混合器工作不正确	维修或更换混合器

续表 4-15

现象	判断	故障排除
无规则基线噪声	检测池被污染	用甲醇或其他强极性的溶剂冲洗流通池
	系统内有气泡	用强极性的溶剂清洗系统
	检测器内有气泡	清洗检查器,在检测器后面安装背景压力调节器

11. 规则基线噪声

表 4-16

现象	判断	故障排除
规则基线噪声	流动相、检测器或泵内有气泡	流动相脱气,冲洗系统除去检测器或泵内的空气
	室温不稳	稳定环境温度。使用柱温箱,将系统置于恒温、空气对流小的环境
	流动相回收使用	除非特殊需要不使用回收溶剂
	流动相混合不完全	使流动相混合均匀或使用低黏度的溶剂
	泵振动	在系统中加入脉冲阻尼器
	泵入口管路松或阻塞	检查泵入口管路
	在同一水平上有其他设备	关掉仪器,检查干扰是否来自外部

(三)从数据结果中分析

1. 定量结果

表 4-17

现象	判断	故障排除
精密度降低	样品预处理时样品降解或混入杂质	用标准对照、检查样品处理过程,换新样品
	检测器响应故障	检查检测器
	峰积分不正确	重新设置参数

续表4-17

现象	判断	故障排除
精密度降低	进样问题(对外标法)	随手动进样器的类型不同而异,有下列情况: (1)如使用全部定量环的手动进样器,在进样前需在"取样"状态下清洗三次 (2)如使用部分定量环的手动进样器,进样量需少于定量环体积的50% (3)如使用注射器的手动进样器,需确保进样操作重复 (4)如使用自动进样器需确保正确的进样体积,注射器不含空气,样品瓶有足够的样品,系统不泄漏 (5)如手动进样器、自动进样器都使用,应确保系统的平衡
准确度降低	峰积分不正确	见"精密度降低"的故障排除方法
	进样问题	见"精密度降低"的故障排除方法
	样品预处理时样品降解或混入杂质	用标准品对照、检查样品处理过程,换新样品
	样品蒸发	样品密封保存在适当的温度下
	样品前处理不当	检查样品的处理过程
	内标物配置不当	配置新的内标物

2. 定性结果

表4-18

现象	判断	故障排除
峰不能分辨	改变保留时间	见"保留时间改变"的故障排除
	数据处理装置的参数不正确	输入适当参数,进标准样,提高准确度
无峰	改变保留时间	故障排除方法
	数据处理装置的参数不正确	重新输入适当参数,进标准样,提高准确度
鬼峰	见"鬼峰"可能的原因	见"鬼峰"的故障排除方法

第五章
物理常数测定法

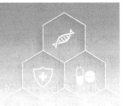

第一节　相对密度测定法

相对密度有称比重,是指在相同的环境条件下(如同一温度等)、压力条件下,某物质的密度与参考物质(水)的密度之比。通常用 $d_t^{t'}$ 来表示,除另有规定外,均指 20 ℃时的比值,即 d_{20}^{20}。

相对密度是物质的一种特性,不随质量和体积的变化而变化,只随温度、压力变化而变化。组成一定的药品具有一定的相对密度,当其组分或纯度变更,相对密度亦随之改变;因此,测定相对密度,可以鉴别或检查药品的纯杂程度。

中国药典 2020 年版(通则 0601)中的相对密度测定法有 2 种,即比重瓶法和韦氏比重秤法。

液体药品的相对密度,一般用比重瓶法,采用此法时的环境(指比重瓶和天平的放置环境)温度应略低于 20 ℃,或各品种项下规定的温度。测定易挥发液体的相对密度时,宜采用韦氏比重秤法。

相对密度结果数值的规定:

1.一般用于液体原料药,其数值范围应书写至小数点后第 3 位。

例如乙酸乙酯:本品的相对密度(通则 0601)为 0.898~0.902。

2.需明确指定通则中所载方法之一时,或测定温度不同于通则所规定的 20 ℃时,应加注明。

例如丁香酚:本品的相对密度(通则 0601 韦氏比重秤法)在 25 ℃时为 1.060~1.068。

例如正丁醇:本品的相对密度(通则 0601),在 25 ℃时为 0.807~0.809。

3.对某些没有含量测定、而以相对密度控制其含量的药物,其数值可根据需要书写至小数点后第 4 位。

例如甘油:本品的相对密度(通则 0601),在 25 ℃时不小于 1.2 569。

一、仪器与用具

1. 比重瓶法通过分别测定相同温度、压力条件下,供试品的重量与水的重量之比,计算供试品相对密度。

比重瓶:常用规格有容量为 5 mL、10 mL、25 mL 或 50 mL 的比重瓶或附温度计的比重瓶。测定使用的比重瓶必须洁净、干燥。

2. 韦氏比重秤法根据阿基米德定律,一定体积的物体(如比重秤的玻璃锤),在不同液体中所受的浮力与该液体的相对密度成正比。

韦氏比重秤:由玻璃锤、横梁、支柱、砝码与玻璃筒等五部分构成。根据玻璃锤体积大小不同,分为 20 ℃时相对密度为 1 和 4 ℃时相对密度为 1 的韦氏比重秤。

3. 恒温水浴。

二、试药和试液

水应为新沸过的冷水。

三、操作方法

(一)比重瓶法

1. 比重瓶重量的称定:将比重瓶洗净并干燥,称定其重量,准确至 mg 数。

2. 供试品重量的测定:取上述已称定重量的比重瓶,装满供试品(温度应低于 20 ℃或各品种项下规定的温度)后,插入中心有毛细孔的瓶塞,用滤纸将从塞孔溢出的液体擦干。

3. 将装满供试品的比重瓶,置 20 ℃(或各品种项下规定的温度)的恒温水浴中,放置若干分钟,随着供试液温度的上升,过多的液体不断从塞孔溢出,随时用滤纸将瓶塞顶端擦干,待液体不再由塞孔溢出(此现象意味着温度已平衡)。

4. 迅即将比重瓶自水浴中取出,再用滤纸擦干瓶壁外的水,迅速称定重量准确至 mg 数。减去比重瓶的重量,即得供试品重量。

5. 水重量的测定:按上述求得供试品重量后,将比重瓶中的供试品倾去,洗净比重瓶,装满新沸过的冷水,再照供试品重量的测定法测定同一温度时水的重量。

6. 采用带温度计的比重瓶时,应在装满供试品(温度低于 20 ℃或各品种项下规定的温度)后,插入温度计(瓶中应无气泡),置 20 ℃(或各品种项下规定的温度)的恒温水浴中放置若干分钟,使内容物的温度达到 20 ℃(或各品种项下规定的温度),用滤纸擦去溢出侧管的液体,待液体不再由侧管溢出,立即盖上罩。

7. 将比重瓶自水浴中取出,用滤纸擦干瓶壁外的水,迅速称定重量准确至 mg 数,减去比重瓶的重量,即得供试品重量。

(二)韦氏比重秤法

置 20 ℃时相对密度为 1 的韦氏比重秤,用新沸过的冷水将所附玻璃圆筒装至八分满,置 20 ℃(或各品种项下规定的温度)的水浴中,搅动玻璃圆筒内的水,调节温度至 20 ℃(或各品种项下规定的温度),将悬于秤端的玻璃锤浸入圆筒内的水中,秤臂右端悬挂游码于 1.0 000 处,调节秤臂左端平衡用的螺旋使称平衡,然后将玻璃圆筒内的水倾去,拭干,装入供试品至相同的高度。并用同法调节温度后,再把拭干玻璃锤浸入供试品中,调节秤臂上游码的数量与位置使之平衡,读取数值,即得供试品的相对密度。如该比重秤系在 4 ℃时相对密度为 1,则用水校准时游码悬挂于 0.9 982 处,并应将在 20 ℃测得的供试品相对密度除以 0.9 982。

四、注意事项

(一)比重瓶法

1. 比重瓶必须洁净、干燥(所附温度计不能采用加温干燥),操作顺序为先称量空比重瓶重,再装供试品称重,最后装水称重。

2. 装过供试液的比重瓶必须冲洗干净,如供试品为油剂,测定后应尽量倾去,连同瓶塞可先用石油醚和氯仿冲洗数次,待油完全洗去,再以乙醇、水冲洗干净,再依法测定水重。

3. 供试品及水装瓶时,应小心沿壁倒入比重瓶内,避免产生气泡,如有气泡,应稍放置待气泡消失后再调温称重。

供试品如为糖浆剂、甘油等黏稠液体,装瓶时更应缓慢沿壁倒入,因黏稠度大产生的气泡很难逸去而影响测定结果。

4. 将比重瓶从水浴中取出时,应用手指拿住瓶颈,而不能拿瓶肚,以免液体因手温影响体积膨胀外溢。

5. 当室温高于 20 ℃或各品种项下规定的温度时,必须设法调节环境温度至略低于规定的温度。否则,易造成虽经规定温度下平衡的比重瓶内的液体在称重过程中因环境温度高于规定温度而膨胀外溢,从而导致误差。

6. 测定有腐蚀性供试品时,为避免腐蚀天平盘,可在称量时用一表面皿放置天平盘上,再放比重瓶称量。

(二)韦氏比重秤法

1. 韦氏比重秤应安装在固定平放的操作台上,避免受热、冷、气流及震动的影响。

2. 玻璃圆筒应洁净,在装水及供试液时的高度应一致,使玻璃锤沉入液面的深度前后一致。

3. 玻璃锤应全部浸入液体内。

五、记录与计算：

1. 比重瓶法的记录与计算：应记录测定所用比重瓶类型、天平型号、测定温度、各项称量数据等。

其计算公式为：供试品的相对密度＝供试品重量/水重量。

2. 韦氏比重秤的记录应记录韦氏比重秤的型号、测定温度、读取数值等。

六、检测技术发展趋势

随着科学技术的发展，数字式全自动液体密度计将成为未来发展的趋势。震荡式液体密度计因具有价格相对比较便宜、精度较高、不受人为因素影响、测量速度快、便于恒温控制等优点，在液体药物密度测定中将发挥重要作用。

第二节　旋光度测定法

一、基本概念

1. 旋光度

平面偏振光通过含有某些光学活性化合物的液体或溶液时，能引起旋光现象，使偏振光的平面向左或向右旋转。旋转的度数，称为旋光度，用 α 表示。这种特性是由于物质分子中含有不对称元素（通常为不对称碳原子）所致。能使偏振光的偏振面向右旋的物质，叫作右旋物质；反之，叫作左旋物质。

通常用"d"（拉丁文 dextro 的缩写，"右"的意思）或"＋"表示右旋。

用"l"（拉丁文 laevo 的缩写，"左"的意思）或"－"表示左旋。

物质旋光性的大小可用比旋光度表示。

2. 比旋度

在一定波长与温度下，偏振光透过每 mL 含有 1 g 旋光性物质的溶液且光路为长 1 dm 时，测得的旋光度称为比旋度，用 $[\alpha]_t^D$ 表示。

比旋度（或旋光度）可以用于鉴别或检查光学活性药品的纯杂程度，亦可用于测定光学活性药品的含量。

3. 旋光性和比旋光度

物质的旋光性：含有不对称碳原子的固体物质的溶液和液体物质等都具有旋光性。这种物质就叫作"旋光性物质"，例如葡萄糖，蔗糖，挥发油等。

每种旋光性物质，由于它们具有不同的旋光程度，在一定的情况下，都能使通过尼科尔棱镜所得到的偏光旋转一定的角度,这个角度的大小也就是这种物质的物理常数,叫作比旋度。

中国药典旋光度测定法,主要用于某些药品性状项下比旋度的测定,还用于一些制剂的含量测定。

2020 年版药典系用钠光谱的 D 线(589.3 nm)测定旋光度;除另有规定外,测定管长度为 1 dm(如使用其他管长,应进行换算);测定温度为 20 ℃±0.5 ℃。

测定旋光度时,用经过检定的旋光计并读数至 0.01°。

· 比旋度

对液体样品:$[\alpha]_D^t = \dfrac{\alpha}{ld}$

对固体样品:$[\alpha]_D^t = \dfrac{100\alpha}{lc}$

$[\alpha]$ 为比旋度;D 为钠光谱的 D 线;t 为测定时的温度,℃;l 为测定管长度,dm;α 为测得的旋光度;d 为液体的相对密度;c 为每 100 mL 溶液中含有被测物质的重量(按干燥品或无水物计算/g)。

二、影响旋光度测定的因素

旋光度不仅与化学结构有关,还和测定时溶液的浓度、液层的厚度、温度、光的波长以及溶剂有关。

1. 化学结构:物质的化学结构不同,旋光性也不同。

2. 溶液的浓度:溶液的浓度越大,其旋光度也越大。

3. 溶剂:溶剂对旋光度的影响比较复杂,随溶剂和药物有所不同。测定药物的旋光度和比旋度时,应注明溶剂的名称。

4. 光线通过液层的厚度越厚,旋光度越大。

三、旋光度测定

按各品种项下的规定进行操作。除另有规定外,供试液的测定温度应为 20 ℃±0.5 ℃,使用波长 589.3 nm 的钠 D 线;纯液体样品测定时以干燥的空白测定管校正仪器零点;溶液样品则用空白溶剂校正仪器零点。

旋光度测定一般应在溶液配制后 30 min 内进行测定。测定旋光度时,将测定管用供试液体或溶液冲洗数次,缓缓注入供试液体或溶液适量(注意勿使产生气泡),置于旋光计内检测读数,即得供试液的旋光度。

四、注意事项

1. 每次测定前以溶剂作空白校正,测定后再校正一次,以确定在测定时零点有无变动;如第 2 次校正时发现旋光度差值超过±0.01 时表明零点有变动,则应重新测定旋光度。

2. 供试液与空白溶剂用同一测定管,每次测定应保持测定管方向、位置不变;旋光度读数应重复 3 次,取其平均值,按规定公式计算结果;以干燥品(药品标准中检查干燥失重)或无水物(药品标准中检查水分)计算。

3. 供试的液体或固体物质的溶液应充分溶解,供试液应澄清,如不澄清,应滤清后再用。

4. 物质的旋光度与测定光源、测定波长、溶剂、浓度和温度等因素有关。因此,表示物质的旋光度时应注明测定条件。

5. 当已知供试品具有外消旋作用或旋光转化现象,则应相应地采取措施,对样品制备的时间以及将溶液装入旋光管的间隔测定时间进行规定。

6. 通电开机之前应取出样品室内的物品,各示数开关应置于规定位置。先用交流供电使钠光灯预热启辉,启辉后光源稳定 20 min 后再进行测定,读数时应转换至直流供电。

7. 加入测定管时,应先用供试液冲洗数次;如有气泡,应使其浮于测定管凸颈处;旋紧测试管螺帽时,用力不要过大;两端的玻璃窗应用滤纸与镜头纸擦拭干净。

8. 测定管不可置于干燥箱中加热干燥,因为玻璃管与两端的金属螺帽的线膨胀系数不同,加热容易造成损坏,用后可晾干或用乙醇等有机溶剂处理后晾干。注意,使用酸碱溶剂或有机溶剂后,必须立刻洗涤晾干,以免造成金属腐蚀,或螺帽内的橡胶垫圈老化、变黏。仪器不用时,样品室内可放置硅胶以保持干燥。

9. 按规定或根据读数精度配制浓度适当的供试品溶液,通常使读数误差小于±1.0%。如供试品溶解度小,可以使用 2 dm 的长测定管,以提高旋光度,减小测定误差。供试品配制后应及时测定,对于已知易发生消旋或变旋的供试品,应注意严格操作与测定时间。

五、旋光法的应用

旋光法多用于比旋度测定,药典规定的比旋度多有上下限度或最低限度,可根据计算公式得出供试品的比旋度,判断样品是否合格。

测定含量时,取 3 份供试品测定,其读数结果极差应在 0.02°以内,否则应重做。

试验举例:葡萄糖注射液。

【含量测定】 精密量取本品适量(约相当于葡萄糖 10 g),置 100 mL 量瓶中,加氨试液 0.2 mL(10% 或 10% 以下规格的本品可直接取样测定),用水稀释至相应刻度,摇匀,静置 10 min,依法测定旋光度(通则 0621),与 2.0 852 相乘,即得供试量中含有 $C_6H_{12}O_6$·H_2O 的重量(g)。

葡萄糖有变旋光现象,试验中加入氨试液能使变旋光现象很快达到平衡,因此加入氨试液只要放置 10 min 就能测定。10% 以下的葡萄糖注射液,配制好后如果已经放置一段时间,本身旋光度已达平衡,则不需再加氨试液。

第三节　pH 值测定法

一、简述

pH 值测定法是测定水溶液中氢离子活度的一种方法。pH 值即水溶液中氢离子活度(以每 1 000 mL 中摩尔数计算)的负对数。

$$pH = -\log_{10}{}^{[H+]} = -\lg{}^{[H+]}$$

在 25 ℃时,水溶液的 pH 值等于 7 为中性,小于 7 为酸性,大于 7 为碱性。

测定 pH 值时需选择适宜地对氢离子敏感的电极与参比电极组成电池。常用地对氢离子敏感的电极(简称指示电极)有 pH 玻璃电极、氢电极、醌-氢醌电极与锑电极等;参比电极有甘汞电极、银-氯化银电极等。

最常用的电极为玻璃电极与饱和甘汞电极。现已广泛使用将指示电极与参与电极组合一体的复合电极。

pH 值测定法各国药典均有收载。除另有规定外,水溶液的 pH 值应以玻璃电极为指示电极,饱和甘汞电极为参比电极的不低于 0.01 级的酸度计进行测定。

二、仪器与性能测试

酸度计应定期检定,使精密度和准确度符合要求。酸度计是专为应用玻璃电极测定 pH 值而设计的一种电子电位计,基于由溶液与电极组成的电池的电动势与 pH 值的关系,即在 25 ℃时,电池电动势每变化 0.059V 时(由 Nernst 方程演算得出的值),相当于 pH 值变化 1 个单位。

酸度计主要由 pH 测量电池(由一对电极与溶液组成)和 pH 指示器(电位计)两部分组成。

玻璃电极的电位随溶液中的氢离子浓度变化而发生变化,称为指示电极;甘汞电极为参比电极,具有稳定的已知电位,作为测定时的标准。玻璃电极是在一支厚玻璃管下端接一个特殊材料玻璃球膜,其下端薄膜的厚度约为 0.2 mm。由于玻璃球膜表面情况不完全相同,常可测出几 mL 到 30 mL 的电位差,这就是常说的玻璃电极的不对称电位。pH 计上的定位调节主要是为了消除不对称电位而设计的。甘汞电极是由汞、甘汞糊和氯化钾溶液组成。

三、测定方法

1. 测定之前,按各品种项下的规定,选择两种标准缓冲液(pH 值相差约 3 个单位),使供试液的 pH 值处于二者之间。

2. 开机通电预热数分钟,调节零点与温度补偿(有的可能不需调零),选择与供试液 pH 值较接近的标准缓冲液进行校正(定位),使仪器读数与标示 pH 值一致;再用另一种标准缓冲液进行核对,误差应不大于±0.02 pH 单位。如大于此偏差,则应仔细检查电极,如电极已损坏,应更换;否则,应调节斜率,使仪器读数与第二种标准缓冲液的标示 pH 值相符合。重复上述定位与核对操作,直至不需调节仪器,读数与两标准缓冲液的标示 pH 值相差不大于 0.02pH 单位。

3. 按规定取样或制备样品,置小烧杯中,用供试液淋洗电极数次,将电极浸入供试液中,轻摇供试液平衡稳定后,进行读数。对弱缓冲液(如水)的测定要特别注意,先用邻苯二甲酸氢钾标准缓冲液校正仪器后,更换供试液进行测定,并重新取供试液再测,直至 pH 值的读数在 1 min 内改变不超过±0.05pH 单位为止;然后再用硼砂标准缓冲液校正仪器,再如上法测定;二次 pH 值的读数相差应不超过 0.1,取二次 pH 值读数的平均值为其 pH 值。

表 5-1　不同温度时标准缓冲液的 pH 值

温度℃	草酸三氢钾标准缓冲液	苯二甲酸氢钾标准缓冲液	磷酸盐标准缓冲液	有助砂标准缓冲液	氢氧化钙标准缓冲液(25 ℃饱和溶液)
0	1.67	4.01	6.98	9.64	13.43
5	1.67	4.00	6.95	9.40	13.21
10	1.67	4.00	6.92	9.33	13.00
15	1.67	4.00	6.90	9.28	12.81
20	1.68	4.00	6.88	9.23	12.63
25	1.68	4.01	6.86	9.18	12.45
30	1.68	4.03	6.85	9.14	12.29
35	1.69	4.02	6.84	9.10	12.13
40	1.69	4.04	6.84	9.07	11.98
45	1.70	4.05	6.83	9.04	11.84
50	1.71	4.06	6.83	9.01	11.71
55	1.72	4.08	6.83	8.99	11.57
60	1.742	4.09	6.84	8.96	11.45

四、注意事项

1. 配制标准缓冲液与供试液用水,应是新沸放冷除去二氧化碳的蒸馏水或纯化水(pH 值 5.5 ~ 7.0),并应尽快使用,以免二氧化碳重新溶入,造成测定误差。

2. 标准缓冲液最好新鲜配制,在抗化学腐蚀、密闭的容器中一般可保存 2 ~ 3 个月,如发现有混浊、发霉或沉淀等现象,不能继续使用。

3. 供试液的 pH 值大于 9 时,应选用适宜的无钠误差的玻璃电极(如锂玻璃电极,或称高碱玻璃电极)进行测定。一般在测定强碱溶液时,操作应尽量快,以免与溶液接触,侵蚀玻璃膜,用完后立即用水冲洗。有些电极反应速度较慢,尤其测定某些弱电解质(如水)时,必须将供试液轻摇均匀,平衡稳定后再进行读数。

4. 仪器读数开关、玻璃电极的导线插头与电极架均应保持干燥,潮湿易引起漏电,接触不良易使读数不稳。

5. 注意操作环境温度,温度对电极电位影响较大,一般应在 5 ~ 40 ℃测定,温度补偿调节钮的紧固螺丝是经过校准的,切勿使其松动,否则应重新校准。

6. 玻璃电极的球膜极易破损,切勿触及硬物。有时破损后从外观辨别不出来,可用放大镜仔细观察,有时虽未破损,但玻璃球膜内的溶液发生混浊,则不可再用。

7. 新玻璃电极应在蒸馏水中浸泡 24 h 后再用,以稳定其不对称电位,降低电阻。平时电极应浸泡在水中,下次使用时可以很快平衡使用。玻璃电极球泡中的缓冲液不应有气泡,应与内参比电极接触。在电极架上应高于甘汞电极,以免触及容器。

8. 甘汞电极中应充满饱和氯化钾溶液,不得有气泡隔断溶液,盐桥中应保持有少量氯化钾晶体,但不可结块堵塞陶瓷渗出孔。

9. 每次更换标准缓冲液或供试液之前,均应用水或该溶液充分淋洗电极,然后用滤纸吸干,再将电极浸入该溶液进行测定。

第六章
限量检查法

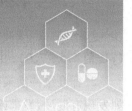

第一节 重金属检查法

重金属是指在规定试验条件下能与显色剂作用显色的金属杂质。《中国药典》2020版(通则0821)。

在规定实验条件下能与硫代乙酰胺或硫化钠作用显色的金属杂质。由于在药品生产中遇到铅(Pb)的机会较多,且易蓄积中毒,故中国药典以(Pb)为代表。用硝酸铅配制标准铅溶液。

由于实验条件不同,分为3种检查方法。

第一法适用于溶于水、稀酸或有机溶剂如乙醇的药品,供试品不经有机破坏,在酸性溶液中进行显色,检查重金属。

第二法适用于难溶或不溶于水、稀酸或乙醇的药品,或受某些因素(如自身有颜色的药品、药品中的重金属不呈游离状态或重金属离子与药品形成配位化合物等)干扰不适应采用第一法检查的药品,供试品需经有机破坏,残渣经处理后在酸性溶液中进行显色,检查重金属。

第三法用来检查溶于碱而不溶于稀酸(或在稀酸中即生成沉淀)的药品中的重金属。

检查时,应根据《中国药典》品种项下规定的方法选用。

3种方法显示的结果均为微量重金属的硫化物微粒均匀混悬在溶液中所呈现的颜色;如果重金属离子浓度大,加入显色剂后放置时间长,就会有硫化物聚集下沉。

重金属硫化物生成的最佳pH值是3.0~3.5,经实验,重金属检查选用醋酸盐缓冲液(pH值3.5)2 mL调节pH值为适宜。显色剂硫代乙酰胺试液用量经实验也以2 mL为佳,显色时间一般为2 min。经实验,以每27 mL中含10~20 μg的Pb与显色剂所产生的颜色为最佳目视比色范围。在规定实验条件下,与硫代乙酰胺试液在弱酸条件下产生的硫化氢显色的金属离子有银、铅、汞、铜、镉、铋、锑、锡、砷、锌、钴与镍等。

一、仪器与用具

1. 纳氏比色管 50 mL,应选择外表面无划痕,色泽一致,无瑕疵,管的内径和刻度线的高度均匀一致的质量好的玻璃比色管进行试验。

2. 配制与贮存标准铅溶液所用的玻璃容器均不得含铅。

二、试药与试液

1. 标准铅溶液准确称取:在 105 ℃干燥至恒重的硝酸铅 0.1 599 g,置 1 000 mL 量瓶中,加硝酸 5 mL 与水 50 mL 溶解后,用水稀释至相应刻度,摇匀,作为贮备液。临用前,精密量取贮备液 10 mL,置 100 mL 量瓶中,加水稀释至刻度,摇匀,即得,限当日使用(每 1 mL 相当于 10ug 的 Pb)。

2. 硫代乙酰胺试液、硫化钠试液、醋酸盐缓冲液(pH 值 3.5)与维生素 C 等均按《中国药典》2020 年版(通则 8000)的规定。

3. 稀焦糖溶液称取:取蔗糖或葡萄糖约 5 g,置瓷坩埚中,在玻璃棒不断搅拌下,加热至呈棕色糊状,放冷,用水溶解成约 25 mL,滤过,贮于滴瓶中备用。临用时,根据供试液色泽深浅,取适当量调节使用。

三、操作方法

1. 第一法硫代乙酰胺法

原理:$CH_2CSNH_2 + H_2O \rightarrow CH_3CONH_2 + H_2S$

药物/标准铅 $Pb^{2+} + H_2S \rightarrow PbS\downarrow$(黄色~棕黑色)

(1)取 25 mL 纳氏比色管三支,编号为甲、乙、丙。

(2)甲管中加一定量的标准铅溶液与醋酸盐缓冲液(pH 值 3.5)2 mL,加水或各品种项下规定的溶剂稀释至 25 mL。

(3)乙管中加按该品种项下规定的方法制成的供试液 25 mL。

(4)丙管中加与乙管相同量的供试品,加配制供试品溶液的溶剂适量使溶解,再在加与甲管相同量的标准铅溶液与醋酸盐缓冲液(pH 值 3.5)2 mL 后,用溶剂稀释至 25 mL。

(5)如供试液略带颜色,可在甲管中滴加稀焦糖溶液少量或其他无干扰的有色溶液,使其色泽与乙管、丙管一致。

(6)再在甲、乙、丙 3 管中分别加硫代乙酰胺试液 2 mL,摇匀,放置 2 min,同置白纸上,自上向下透视,当丙管中显出的颜色不浅于甲管时,乙管中显出的颜色与甲管比较,不得更深。如丙管中显出的颜色浅于甲管,试验无效,应取样按第二法重新检查。

(7)如在甲管中滴加稀焦糖溶液或其他无干扰的有色溶液,仍不能使颜色一致时,应取样按第二法重新检查。

(8)供试品如含高铁盐而影响重金属检查时,可在甲、乙、丙3管中分别加相同量的维生素 C 0.5~1.0 g,再照上述方法检查。

(9)配制供试液时,如使用的盐酸超过1 mL(或与盐酸1 mL相当的稀盐酸),氨试液超过2 mL,或加入其他试剂进行处理者,除另有规定外,甲管溶液应取同样同量的试剂置瓷皿中蒸干后,加醋酸盐缓冲液(pH值3.5)2 mL与水15 mL,微热溶解后,移至纳氏比色管中,加标准铅溶液一定量,再用水或各品种项下规定的溶剂稀释至25 mL。

2.第二法炽灼残渣法

(1)取25 mL纳氏比色管两支,编号为甲、乙。

(2)除另有规定外,需改用第二法检查时,取各品种项下规定量的供试品,按炽灼残渣检查法[《中国药典》2020年版(通则0841)]进行炽灼处理,然后取遗留的残渣;或直接取炽灼残渣检查项下在500~600 ℃炽灼的遗留残渣;如供试品为溶液,则取各品种项下规定量的溶液,蒸发至干燥,按上述方法处理后取遗留残渣;加硝酸0.5 mL,蒸干,至氧化氮蒸气除尽后,放冷,加盐酸2 mL,置水浴上蒸干后加水15 mL,滴加氨试液至对酚酞指示液显微粉红色,再加醋酸盐缓冲液(pH值3.5)2 mL,微热溶解后,移至乙管中,加水稀释至25 mL。

(3)取配制供试液的试剂,置瓷皿蒸干后,加醋酸盐缓冲液(pH=3.5)2 mL与水15 mL,微热溶解后,移至甲管中,加标准铅溶液一定量,加水稀释至25 mL。

(4)在甲、乙两管中,分别加硫代乙酰胺试液各2 mL,摇匀,放置2 min,同置白纸上,自上向下透视,乙管中显出的颜色与甲管比较,不得更深。

3.第三法硫化钠(NaS)法

甲:标准铅+氢氧化钠试液5 mL+水=25 mL。

乙:供试品+氢氧化钠试液5 mL+水=25 mL。

甲、乙同加硫化钠试液5滴。

结果:甲≥乙。

(1)取25 mL纳氏比色管两支,编号为甲、乙。

(2)除另有规定外,取规定量的供试品置乙管中,加氢氧化钠5 mL使溶解,再加水稀释至25 mL。

(3)取一定量的标准铅溶液置甲管中,加氢氧化钠试液5 mL并加水至25 mL。

(4)在甲、乙两管中分别加硫化钠试液5滴,摇匀,同置白纸上,自上向下透视,乙管中显出的颜色与甲管比较,不得更深。

四、注意事项

1.选择纳氏比色管时注意选择外表面无划痕,色泽一致无瑕疵,管内经和刻度线高度均匀一致的玻璃比色管进行实验。

2. 制备标准铅溶液标准时可用硝酸铅(105 ℃干燥至恒重)配制成贮备液,也可购买资质计量机构提供的标准品铅贮备溶液。铅溶液应在临用前精密量取标准铅贮备液新鲜稀释配制,限当日使用(每 1 mL 相当于 10 μg 的 Pb);配制与贮存标准铅溶液使用的玻璃容器,均不得含有铅。

2. 硫代乙酰胺试液与重金属反应受溶液的 pH 值、硫代乙酰胺试液加入量、显色时间等因素的影响,经实验,本重金属检查选用醋酸盐缓冲液(pH 值3.5)2 mL 调节 pH 值,显色剂硫代乙酰胺试液用量 2 mL,显色时间为 2 min,是最有利显色反应进行、使呈色最深的条件,故配制醋酸盐缓冲液(pH 值3.5)时,要用 pH 计调节溶液的 pH 值,应注意控制硫代乙酰胺试液的加入量及硫代乙酰胺试液显色起的显色时间。

3. 为了便于目视比较,第一、第二和第三法中的标准铅溶液用量以 2.0 mL(相当于20 μg 的 Pb)为宜,小于 0.1 mL 或大于 30 mL,呈色太浅或太深,均不利于目视比较,故在检查时,如供试品取样量与标准铅溶液的取用量均未指明时,常以标准铅溶液为 2.0 mL来计算供试品的取样量,并进行试验。

4. 如需取炽灼残渣项下遗留的残渣作重金属检查时,则炽灼温度必须控制在 500～600 ℃。实验证明,炽灼温度在 700 ℃以上时,多数金属盐都有不同程度的损失;以铅为例,在 700 ℃经 6h 炽灼,损失达 68%。某些供试品(如安乃近、诺氟沙星等)在炽灼时能腐蚀瓷坩埚而带入较多的重金属,应改用石英坩埚操作。

5. 炽灼残渣加硝酸处理,必须蒸干,至氧化氮蒸气除尽,否则会使硫代乙酰胺水解生成的硫化氢,因氧化析出乳硫,影响检查。蒸干后残渣加盐酸处理,使重金属转化为氯化物,在水浴上蒸干以赶除多余的盐酸,加水溶解,加入酚酞指示液 1 滴,再逐滴加入氨试液,边加边搅拌,直到溶液刚显粉红色为止,再加醋酸盐缓冲液(pH 值3.5),使供试液的pH 值调节至 3.5。

6. 干扰物的排除

(1)供试品中如有高铁盐 $Fe^{3+}+S^{2-}+H^+\rightarrow S\downarrow$,排除方法是加入维生素 C。

(2)如供试品自身为重金属的盐,必须先将供试品自身的重金属除去(如枸橼酸铁铵):利用 Fe^{3+} 在一定浓度的盐酸中形成 $HFeC_6^{2-}$(六氯合铁离子)黄色,用乙醚提取到无色,剩余少量 Fe^{3+},在氨碱性溶液中,加掩蔽剂 KCN 成 $K_3[Fe(Cl)_6]$。

(3)药物本身能够与显色剂生成不溶性硫化物,需加入掩蔽剂。如葡萄糖酸锌和葡萄糖酸锑钠在碱性环境下加掩蔽剂氰化钾试液,或在中性溶液中加酒石酸生成稳定的络合物再查查。

7. 为了消除盐酸或其他试剂可能夹杂的重金属,故在配制供试品溶液时,如使用盐酸超过 1 mL(或与盐酸 1 mL 相当的稀盐酸)或使用氨试液超过 2 mL,以及用硫酸或硝酸进行有机破坏,或加入其他试剂进行处理,除另有规定外,对照溶液应取同样量试液蒸干后,依法检查。

8.在检查时,标准管(甲管)、供试品(乙管)与监测管(丙管)应平行操作,同时按顺序加入试剂,试剂加入量、操作条件应一致。

五、记录与计算

1.记录

(1)必须记录标准铅贮备液的来源及标准铅溶液的制备。

(2)必须记录检查所采用的方法,供试品取样量,供试液的制备或供试品处理的方法,标准铅溶液取用量等检查各操作过程,以及操作过程中使用的特殊试剂,试剂名称和用量,或对检查结果有影响的试剂用量,实际过程中出现的现象及实验结果等。

2.计算

(1)标准铅溶液浓度计算

1 mol 硝酸铅【$Pb(NO_3)_2$】的质量为 331.21 g,含铅(Pb)量为 207.2 g;称取硝酸铅 0.1599 g,配成 1 000 mL 贮备液,含 Pb 量为:

$$\frac{207.2 \times 0.1599 \times 10^6}{331.21 \times 1000} = 100.0 \ \mu g/mL$$

贮备液依法稀释 10 倍后所得标准铅溶液浓度为每 1 mL 含 10ug 的 Pb。

(2)重金属限量计算

进行检查时,如取供试品 1.0 g,与标准铅溶液 2.0 mL 制成的对照液比较,计算重金属限量。

重金属限量(ppm)= 标准铅溶液体积(mL)×标准铅溶液浓度(μg/mL)/供试品量(g)= 2.0×10/1.0 = 20(ppm)(百万分之二十)。

(3)标准铅溶液取样量计算

根据取供试品量及限量计算,如取供试品 2.0 g,依法检查,规定含重金属不得超过百万分之五,应取标准铅(Pb)溶液(10μg/mL)多少毫升?

V = 重金属限量(ppm)×供试品重(g)/标准铅溶液浓度(10 μg/mL)= 5×2.0/10 = 1.0 mL

例如:葡萄糖注射液中重金属检查,"取本品适量(约相当于葡萄糖 3 g)……依法检查,按葡萄糖含量计算,含重金属不得超过百万分之五",计算标准铅溶液取用量。

$$V = 5 \times 3/10 = 1.5 \ mL$$

六、结果判定

(1)第一法,当丙管中显出的颜色不浅于甲管时,乙管中显出的颜色与甲管比较,乙管所呈颜色浅于甲管,判为符合规定。如丙管中显出的颜色浅于甲管,试验无效,应取样按第二法重新检查。如供试液略带颜色,在甲管中滴加稀焦糖溶液或其他无干扰的有色溶液,仍不能使甲管、乙管、丙管颜色一致时,应取样按第二法重新检查。

(2)第二、三法,甲管与乙管比较,乙管所呈颜色浅于甲管,判为符合规定。

七、检测技术的发展

本办法简单快捷,所需仪器装置简单便宜,测试成本低,可以较快得到测试结果,适用于要求较简单,重金属以铅为主的药物。但缺乏特异性、灵敏性和准确性,存在主观目测颜色误差,随着元素技术的发展,已逐渐被仪器法替代,如原子吸收分光光度法(AAS)、电感耦合等离子体原子发射光谱法(ICP–AES)和电感耦合等离子体质谱法(ICP–MS法)等。由于本法所得结果为样品中各元素杂质的总量,不能对单个元素杂质进行定量分析,现基本用于纯品的杂质检查或其他不需要太精确定量的检查。

第二节　砷盐检查法

砷盐检查法适用于药品中微量砷盐检查(以As计算)的限量检查。砷盐检查分为2种方法。第一法古蔡氏法,第二法二乙基二硫代氨基甲酸银法。

第一法(古蔡氏法):用作药品中砷盐的限量检查。第二法(二乙基二硫代氨基甲酸银法):既可检查药品中砷盐的限量,又可用作砷盐的含量测定。两法并列,按各品种项下规定的方法选用。

标准砷溶液的制备:精密称取105℃干燥至恒重的三氧化二砷0.132 g,置1 000 mL量瓶中,加20%氢氧化钠溶液5 mL溶解后,用适量的稀硫酸中和,再加稀硫酸10 mL,用水稀释至相应刻度,摇匀,作为贮备液。临用前,精密量取贮备液10 mL,置1 000 mL量瓶中,加稀硫酸10 mL,用水稀释至相应刻度,摇匀,即得(每mL相当于 μg的As)。

一、试剂与试药

碘化钾试液:按药典规定,应临用新制。

酸性氯化亚锡试液:按药典规定,配成后3个月即不适用。

乙醇制溴化汞试液:按药典规定,应置棕色磨口具塞玻璃瓶内,在暗处保存。

溴化汞试纸:取质地较疏松的中速定量滤纸条浸入乙醇制溴化汞试液中,1 h后取出,在暗处干燥,即得。本试纸宜置棕色磨口塞玻璃瓶内保存。

锌粒:以能通过1号筛的细粒无砷锌为宜,如使用锌粒较大时,用量酌情增加,反应时间亦应延长为1 h。

醋酸铅棉花:取脱脂棉1.0 g,浸入醋酸铅试液与水的等容混合液12 mL中,湿透后,挤压除去过多的溶液,使之疏松,在100℃以下干燥后,贮于磨口塞玻璃瓶中备用。

二乙基二硫代氨基甲酸银试液:按药典规定。本液应置棕色玻璃瓶中,密塞,置阴凉处保存。

二、原理

第一法(古蔡氏法)原理:古蔡氏法是利用金属锌与酸作用产生新生态的氢与药品中微量亚砷酸盐反应生成具有挥发性的砷化氢,遇溴化汞试纸产生黄色至棕色的砷斑,与同一条件下定量标准砷溶液所产生的砷斑比较,以判断砷盐的限量。

第二法(二乙基二硫代氨基甲酸银法)原理:二乙基二硫代氨基甲酸银法是将生成的砷化氢气体导入盛有二乙基二硫代氨基甲酸银试液的管中,使之还原为红色胶态银,与同一条件下定量的标准砷溶液所制成的对照液比较,或在510 nm 的波长处测定吸光度,以判断砷盐的限度或含量测定。

三、仪器装置

第一法(古蔡氏法)仪器装置如图1。A 为 100 mL 标准磨口锥形瓶;B 为中空的标准磨口塞,上连导气管 C(外径 8.0 mm,内径 6.0 mm),全长约 180 mm;D 为具孔的有机玻璃旋塞,其上部为圆形平面,中央有一圆孔,孔径与导气管 C 的内径一致,其下部孔径与导气管 C 的外径相适应,将导气管 C 的顶端套入旋塞下部孔内,并使管壁与旋塞的圆孔相吻合,粘合固定;E 为中央具有圆孔(孔径 6.0 mm)的有机玻璃旋塞盖,与 D 紧密吻合。

第一法(古蔡氏法)简介:

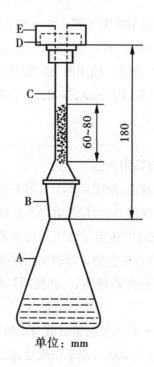

单位:mm

测试时,于导气管 C 中装入醋酸铅棉花 60 mg(装管高度为 60~80 mm),再于旋塞 D 的顶端平面上放一片溴化汞试纸(试纸大小以能覆盖孔径而不露出平面外为宜),盖上旋塞盖 E 并旋紧,即得。

第一法(古蔡氏法)简介:

第二法(二乙基二硫代氨基甲酸银法)仪器装置:如图 2。A 为 100 mL 标准磨口锥形瓶;B 为中空的标准磨口塞,上连导气管 C(一端的外径为 8 mm,内径为 6 mm;另一端长 180 mm,外径 4 mm,内径 1.6 mm,尖端内径为 1 mm)。D 为平底玻璃管(长 180 mm,内径 10 mm,于 5.0 mL 处有一刻度)。测试时,于导气管 C 中装入醋酸铅棉花 60 mg(装管高度约 80 mm),并于 D 管中精密加入二乙基二硫代氨基甲酸银试液 5 mL。

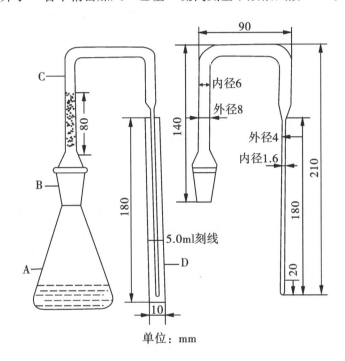

单位:mm

将供试品溶液与标准砷对照溶液同置白色背景上,从 D 管上方向下观察、比较,供试品溶液的颜色不得比标准砷对照液更深。

必要时,可将所得溶液转移至 1 cm 吸收池中,用适宜的分光光度计或比色计在 510 nm 波长处以二乙基二硫代氨基甲酸银试液作空白对照试验,测定吸收度,与标准砷对照液按同法测得的吸收度比较,即得。

四、计算

1. 标准砷溶液浓度的计算:

1 mol 的三氧化二砷质量为 197.82 g,含砷(As)2×74.92 g,称取三氧化二砷 0.132 g,溶于 1 000 mL 溶液中配成的贮备液,每 1 mL 含 As 量为:

$$\frac{2\times74.92\times0.132\times1000}{197.8\times1000}=0.10\ \text{mg}$$

贮备液定量稀释 100 倍后所得标准砷溶液,每 1 mL 含 As 量为 1.0 μg。

2. 砷限量计算

进行限量检查时,取标准砷溶液 2.0 mL 制成对照液,与供试品在相同条件下处理,比较砷斑或吸收液颜色的深浅,从而确定砷含量是否超过规定,砷限量可用下式计算:

$$砷限量\%=\frac{标准砷溶液体积(mL)\times标准砷溶液浓度(g/mL)}{供试品量(g)}$$

如取标准砷溶液 2.0 mL,标准砷溶液浓度为 0.000 001 g/mL,供试品取样 1.0 g,则:

$$砷限量\%=\frac{2\times0.000001}{1.0}\times100\%=0.0002\%\ (百万分之二)$$

3. 供试品取样量计算

如已知砷限量为百万分之一,取用标准砷溶液为 2.0 mL,标准砷溶液浓度为 0.000 001 g/mL,求供试品取样量(g)。

$$供试品量(g)=\frac{2\times0.000001}{0.0001\%}100\%=2.0(g)$$

五、结果判断

第一法(古蔡氏法):供试液生成砷斑比标准砷斑色浅,判为符合规定。

第二法(二乙基二硫代氨基甲酸银法):供试液所得的颜色比标准砷对照液浅,判为符合规定。

或在 510 m 波长处测得的吸光度小于标准砷对照液的吸光度,判为符合规定。

六、检验记录

必须记录采用的方法,供试品取样量,标准砷溶液取用量,操作过程,使用特殊试剂、试液的名称和用量,实验过程中出现的现象及实验结果等。

七、实验举例

1. 葡萄糖

砷盐　取本品 2.0 g,加水 5 mL 溶解后,加稀硫酸 5 mL 与溴化钾溴试液 0.5 mL,置水浴上加热约 20 min,使保持稍过量的溴存在,必要时,再补加溴化钾溴试液适量,并随时补充蒸散的水分,放冷,加盐酸 5 mL 与水适量至 28 mL,依法检查《中国药典》2020 年版(通则 0822 第一法),应符合规定(0.0 001%)。

2. 山梨醇

砷盐　取本品 1.0 g,加水 10 mL 溶解后,加稀硫酸 5 mL 与溴化钾溴试液 0.5 mL,置水浴上加热20分钟,使保持稍过量的溴存在(必要时,可滴加溴化钾溴试液),并随时补充蒸发的水分,放冷,加盐酸5 mL与水适量至28 mL,依法检查《中国药典》2020年版(通则0822第一法),应符合规定(0.0 002%)。

3. 无水亚硫酸钠

砷盐 取本品0.5 g,加水10 mL溶解后,加硫酸1 mL,置砂浴上蒸至白烟冒出,放冷,加水21 mL与盐酸5 mL,依法检查(通则0822第二法),应符合规定(0.0 004%)。

八、注意事项

1. 所用仪器和试液等照本法检查,均不应生成砷斑,或经空白试验至多生成仅可辨认的斑痕。

2. 新购置的仪器装置,在使用前应检查是否符合要求。可将所使用的仪器装置依法制备标准砷斑,所得砷斑应呈色一致。同一套仪器应能辨别出标准砷溶液1.0 mL与2.0 mL所呈砷斑深浅。

3. 制备标准砷斑或标准砷对照液,应与供试品检查同时进行。因砷斑遇光及湿气都能改变褪色,所以比较标准砷斑和供试品砷斑应迅速。制备溴化汞试纸的滤纸,采用一般定性滤纸即可,若用定量滤纸,以中速为宜。标准砷溶液应于实验当天配制,标准砷贮备液存放时间一般不超过1年。

4. 第一法(古蔡氏法)反应灵敏度约为0.75 μg(以As计),砷斑色泽的深度随砷化氢的量而定,药典规定标准砷斑为2 mL标准砷溶液(相当于2 μg的As)所形成的色斑,此浓度得到的砷斑色度适中,清晰,便于分辨。供试品规定含砷限量不同时,采用改变供试品取用量的方法来适应要求,而不采用改变标准砷溶液取用量的办法。因标准砷斑过深或过浅都会影响比色的准确性。

例如:药典规定某药品含砷量不得超过百万分之一,则应取供试品2.0 g与标准砷斑比较,而不是取供试品1.0 g与标准砷溶液1 mL所产生的砷斑进行比较。

5. 药品中存在的微量砷常以三价的亚砷酸盐或五价的砷酸盐存在,五价状态的砷生成砷化氢比三价砷慢,故先加入碘化钾和氯化亚锡为还原剂,使五价砷还原为三价砷。

碘化钾被氧化生成的I_2再被氯化亚锡来还原,使反应中维持有I^-的存在。

6. 如供试品中存在锑盐,将干扰砷盐检查,所以本法不适用供试品为锑盐的砷盐检查,但在药典规定的实验条件下,100 μg以内的锑存在不致于干扰测定。

实验中加入氯化亚锡不仅有效地抑制锑的干扰,防止锑化氢与溴化汞试纸作用生成锑斑,干扰砷盐检查,还可与锌作用,在锌粒表面形成锌锡齐,起去极化作用,从而使氢能均匀连续地发生,有利于砷斑的形成。

7. 供试品和锌粒中可能含有少量硫化物,在酸性溶液中产生H_2S气体,干扰实验,故用醋酸铅棉花吸收除去H_2S;因此,导气管中的醋酸铅棉花,要保持疏松、干燥,不要塞入近下端。

8. 制备溴化汞试纸所用滤纸的质量,对生成砷斑的色泽有影响,用定性滤纸,所显砷斑色调较暗,深浅梯度无规律;用定量滤纸质地疏松者,所显砷斑色调鲜明,梯度规律,因此必须选用质量较好,组织疏松的中速定量滤纸;溴化汞试纸一般宜新鲜制备。

9. 锌粒的大小影响反应速度,为使反应速度及产生砷化氢气体适宜,需选用粒径为 2 mm 左右的锌粒。反应温度一般控制在 30 ℃ 左右,冬季可置温水浴中。如反应太快,宜适当降低反应温度,使砷化氢气能被均匀吸收。

10. 如供试品为铁盐,需先加酸性氯化亚锡试液,将高铁离子还原为低价铁而除去干扰。如枸橼酸铁铵的砷盐检查。

11. 第二法中,为使反应定量进行,二乙基二硫代氨基甲酸银试液需含一定量的有机碱。《美国药典》和《日本药局方》均采用二乙基二硫代氨基甲酸银-吡啶试液作吸收液,但吡啶恶臭对操作者有害。《中国药典》2020 年版使用含 1.8% 二乙胺-三氯甲烷试液的 0.25% 二乙基二硫代氨基甲酸银为吸收液,呈色稳定性及试剂稳定性均好,低毒、无臭、便于定量测定,并且该试液与砷化氢产生的颜色在 510 nm 波长处有最大吸收。

12. 第二法中,由于砷化氢气体导入盛有精密量取的 5 mL 二乙基二硫代氨基甲酸银试液中,在 25~40 ℃ 水浴中反应 45 分钟后,有部分三氯甲烷挥发损失,故在比色前应添加三氯甲烷至 5 mL,混匀后,置白色背景上,从 D 管的上方向下观察,以增加液层厚度,便于判断结果。此外,因 Ag-DDC 试液呈浅黄绿色,应考虑背景补偿,故测吸光度时以吸收液作空白溶液。

九、检测技术的发展

本办法简单快捷,所需仪器装置简单便宜,测试成本低,可以较快得到测试结果,但缺乏灵敏性和准确性,存在主观目测颜色误差,适用于不需要太精确定量的药品。如需准确进行砷元素的定量测定,可使用原子吸收分光光度法(AAS)、电感耦合等离子体原子发射光谱法(ICPAES)和电感耦合等离子体质谱法(ICPMS 法)等。

第三节　干燥失重测定法

一、简述

1. 药品的干燥失重系指药品在规定条件下干燥后所减失重量的百分率。减失的重量主要是水分、结晶水及其他挥发性物质,如乙醇等。由减失的重量和取样量计算供试品的干燥失重。

2.干燥失重测定法中国药典 2020 年版(通则 0831)常采用烘箱干燥法、恒温减压干燥法及干燥器干燥法,后者又分常压和减压 2 种。

3.烘箱干燥法适用于对热较稳定的药品;恒温减压干燥法适用于对热较不稳定或其水分较难除尽的药品;干燥器干燥法适用于不能加热干燥的药品。减压有助于除去水分及挥发性物质。

二、实验所需仪器

1.扁形称量瓶。

2.烘箱:最高温度 300 ℃,控温精度±1 ℃。

3.恒温减压干燥箱。

4.干燥器(普通)、减压干燥器。

5.真空泵。

6.分析天平:感量 0.1 mg。

三、试药与试液

干燥器中常用的干燥剂为硅胶、五氧化二磷或无水氯化钙。

五氧化二磷吸水效力、吸水容量和吸水速度较好,为恒温减压干燥器中常用的干燥剂。

无水氯化钙吸水效力较差,吸水容量和吸水速度低于五氧化二磷,为玻璃干燥器中常用的干燥剂。

硅胶的效力仅次于五氧化二磷,为干燥器中常用的干燥剂。变色硅胶是有氯化钴的硅胶,吸水后,生成含 2 分子结晶水的氯化钴而呈红色,即应更换;吸水后,经 140 ℃干燥后转变为无水氯化钴而呈蓝色,可继续使用。

干燥剂应保持在有效状态;硅胶应显蓝色;五氧化二磷应呈粉末状,如表面呈结皮现象时应除去结皮物;无水氯化钙应呈块状。

四、操作方法

取供试品,混合均匀(如为较大的结晶,应先迅速捣碎使成直径 2 mm 以下的小粒),取约 1 g 或各品种项下规定的重量,置于供试品相同条件下干燥至恒重的扁形量瓶中精密称定,除另有规定外,在 105 ℃干燥至恒重。由减失的重量和取样量计算供试品的干燥失重。

供试品干燥时,应平铺在扁形称量瓶中,厚度不可超过 5 mm,如为疏松物质,厚度不可超过 10 mm。放入烘箱或干燥器进行干燥时,应将瓶盖取下,置称量瓶旁,或将瓶盖半开进行干燥;取出时,须将称量瓶盖好。置烘箱内干燥的供试品,应在干燥后取出置干燥器中放冷至室温,然后称定重量。干燥时,应将瓶盖取下,置称量瓶旁。

五、检验记录应记录的信息

1. 记录干燥时的温度、压力、干燥剂的种类;

2. 干燥与放冷至室温的时间;

3. 称量及恒重的数据;

4. 计算和结果(如做平行实验,取其平均值)。

六、计算

$$干燥失重\% = \frac{W_1 + W_2 - W_2}{W_1} \times 100\%$$

式中　W_1:为供试品的重量(g);

　　　W_2:为称量瓶恒重的重量(g);

　　　W_3:为(称量瓶+供试品)恒重的重量(g)。

七、结果与判定

1. 计算结果按"有效数字和数值的修约及其运算"修约,使其与标准中规定限度的有效数位一致。

2. 其数值小于或等于限度值时,判为符合规定。

3. 其数值大于限度值时,则判为不符合规定。

4. 如规定为高低限度范围时,而测得的数值介于高低限度范围之内时,判为符合规定。

八、注意事项

1. 由于原料药的含量测定,根据药典凡例的规定,应取未经干燥的供试品进行试验,测定后再按干燥品(或无水物)计算,因而干燥失重的数据将直接影响含量测定;当供试品具有引湿性时,宜将含量测定与干燥失重的取样放在同一时间进行。

2. 供试品如未达到规定的干燥温度即融化时,应先将供试品在低于 5~10 ℃的温度下干燥至大部分水分除去后,再按规定条件干燥。

3. 采用烘箱和恒温减压干燥箱干燥时,应注意加热温度有冲高现象(尤其干燥温度较低时),必要时可先设定至略低于规定的温度,待温度稳定后再调高至规定温度。

4. 减压干燥,除另有规定外,压力应在 2.67kPa(20 mmHg)以下。并宜选用单层玻璃盖的称量瓶,如用玻璃盖为双层中空,减压时,称量瓶盖切勿放入减压干燥箱(器)内,应放在另一普通干燥器内。减压干燥器(箱)内部为负压,开启前应注意缓缓旋开进气阀,使干燥空气进入,并避免气流吹散供试品。

5. 恒温减压干燥时,除另有规定外,温度应为 60 ℃。装有供试品的称量瓶应尽量置于温度计附近,以免因箱内温度不均匀产生温度误差。

6. 测定干燥失重时,常遇有几个供试品同时进行,因此称量瓶(包括瓶盖)宜先用适宜的方法编码标记,以免混淆;称量瓶放入烘箱内的位置,以及取出放冷、称重的顺序,应先后一致,则较易获得恒重。

7. 初次使用新的减压干燥器时,应先将外部用厚布包好,再行减压,以防破碎伤人。

8. 采用烘箱和恒温减压干燥箱干燥时,待温度升到规定值并达到平衡后,再放入样品,按规定条件进行干燥,同时记录干燥开始的时间。

9. 干燥失重在 1.0% 以下的品种可只做一份,1.0% 以上的品种应同时做平行试验两份。

10. 干燥除另有规定外,照各品种项下规定的条件干燥。干燥时,应将瓶盖取下,置称量瓶旁,或将瓶盖半开。取出时则需将称量瓶盖盖好再放入干燥器中冷却至室温(取放称量瓶时应带称量手套)。

11. 用干燥器干燥的供试品,干燥后即可称定重量。置烘箱或恒温减压干燥箱内干燥的供试品,应在干燥后取出置干燥器中放冷至室温(一般需 30~60 min),再称定重量。

注意:称量瓶每一次在干燥器中放冷至室温的时间应保持一致,这样更利于计算恒重。

12. 称定扁形称量瓶和供试品以及干燥后的恒重,均应准确至 0.1 mg 级数。

附注:干燥至恒重,除另有规定外,系指在规定条件下连续两次干燥后称重的差异在 0.3 mg 以下的重量;干燥过程中的第二次及以后各次称重均应在规定条件下继续干燥小时后进行。

第四节　炽灼残渣检查法

一、简述

药品的炽灼残渣系指将药品(多为有机化合物)经加热炽灼至完全炭化,再加硫酸 0.5~1.0 mL 湿润,于 700~800 ℃ 高温炽灼至灰化后遗留的无机杂质(多为金属的氧化物或其硫酸盐)。本法系有机药物经炭化或无机药物加热分解后,加硫酸湿润,先低温再高温炽灼,使完全灰化,无机物分解挥发,遗留的非挥发性无机杂质(多为金属的氧化物或无机盐类)成为硫酸盐,经称重,计算,判断是否符合限度规定。

二、仪器与用具

1. 高温炉。

2. 坩埚:瓷坩埚,铂坩埚,石英坩埚。

3. 坩埚钳:普通坩埚钳,尖端包有铂层的铂坩埚钳。

4. 通风柜。

5. 分析天平:感量 0.1 mg。

6. 试药与试液:硫酸分析纯。

三、操作方法

空坩埚恒重:取洁净坩埚置高温炉内,将坩埚盖斜盖于坩埚上,经加热至700~800 ℃炽灼 30~60 min,停止加热,待高温炉温度冷却到 300 ℃,取出坩埚置适宜的干燥器内,盖好坩埚盖,放冷至室温(一般约需 60 min),精密称定坩埚重量(准确至 0.1 mg),再以同样条件反复操作,直至恒重,备用。

取供试品 1~2 g 或各药品项下规定的重量,置已炽灼至恒重的坩埚中,精密称定。

将盛有供试品的坩埚置电炉上缓缓灼烧(应避免供试品受热骤然膨胀或燃烧而逸出),炽灼至供试品完全炭化呈黑色,并不再冒烟,放冷至室温(以上操作应在通风柜内进行)。

除另有规定外,滴加硫酸 0.5~1.0 mL 使炭化物全部湿润,继续在电炉上加热至硫酸蒸气除尽,白烟完全消失(以上操作应在通风柜内进行)。将坩埚置高温炉内,坩埚盖斜盖于坩埚上,在 700~800 ℃炽灼约 60 min,使供试品完全灰化。

停止加热,待高温炉温度冷却到 300 ℃,取出坩埚置适宜的干燥器内,盖好坩埚盖,放冷至室温(一般约需 60 min),精密称定坩埚重量(准确至 0.1 mg),再以同样条件反复操作,直至恒重。

四、注意事项

1. 炭化与灰化的前一段操作应在通风柜内进行。供试品应先缓缓加热至完全炭化(不产生烟雾),放冷,加硫酸后,先低温加热,以避免温度过高时易使供试品飞溅,影响测得结果。供试品放入高温炉前,务必完全炭化并除尽硫酸蒸气。必要时,高温炉应加装排气管道。

2. 供试品的取用量应根据炽灼残渣限度和称量误差决定。供试品的取用量过大,增加炭化和灰化时间,取用量少,称量误差加大。一般应使炽灼残渣的量为 1~2 mg。药品的炽灼残渣限度一般为 0.1%~0.2%,故供试品的取用量多为 1~2 g。如有限度较高或过低的品种,可调整供试品的取用量。

3. 坩埚应编码标记,盖子与坩埚应编码一致。从高温炉中取出时的温度、先后次序、在干燥器内的放置时间以及称量顺序,均应前后一致;同一干燥器内同时放置的坩埚最好不超过4个,否则不易达到恒重。

4. 坩埚放冷后,干燥器内易形成负压,应小心开启干燥器,以免吹散坩埚内的轻质残渣。

5. 重金属于700~800 ℃炽灼,易挥发,影响测定结果,如需炽灼残渣留作重金属检查,炽灼温度必须控制在500~600 ℃。

6. 如供试品中含有碱金属或氟元素时,可腐蚀瓷坩埚,应使用铂坩埚。在高温条件下夹取热铂坩埚时,宜用尖端包有铂层的铂坩埚钳。

7. 开关炉门时,应注意勿损坏高质耐火绝缘层。

五、记录与计算

记录:

1. 记录供试品的取用量。

2. 炽灼的温度、时间,放冷至室温的时间。

3. 坩埚及残渣的恒重数据。

4. 计算和结果,炽灼残渣检查法记录与计算

计算:

$$炽灼残渣\% = \frac{W_3 - W_2}{W1} \times 100\%$$

式中:W1:为供试品的重量(g);W2:为空坩埚恒重的重量(g);W3:为残渣及坩埚重量恒重的重量(g)。

六、结果与判定

1. 计算结果按"有效数字和数值的修约及其运算"修约,使其与标准中规定限度的有效数位一致。

2. 其数值小于或等于限度值时,判为符合规定(当限度规定为≤0.1%,而实验结果符合规定时,报告数据应为"小于0.1%"或"为0.1%")。

3. 其数值大于限度值时,则判为不符合规定。

炽灼残渣检查法附注:

炽灼至恒重,除另有规定外,系指在规定的温度下连续两次炽灼后的重量差异在0.3 mg以下,第二次炽灼时间不少于30 min。

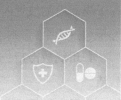

第七章
特性检查法

第一节　溶液颜色检查法

一、简述

药物溶液的颜色与其标准规定颜色的差异在一定程度上能反应药物的纯度。本法系将药物溶液的颜色与规定的标准比色液相比较，或在规定的波长处测定其吸光度，以检查其颜色。溶液颜色检查法是控制原料及注射剂、口服溶液剂、滴眼剂和滴耳剂等制剂中有色杂质限量的方法。

药品颜色通常来源于 3 个方面：一是药物本身的化学结构；二是由生产工艺中引入；三是在贮存过程中由于药品不稳定降解产生。药物颜色的变化是药品内在质量改变最直观的表现，往往意味着降解物的产生、增加，纯度或主成分含量的降低等。溶液颜色的检查可以简单、直观、快速地判断药品中有色杂质的量，并与通常采用的 HPLC 法测定有关物质相结合，可以从不同的角度来控制药品的质量，两者可相互补充，不能相互替代。

溶液颜色检查法《中国药典》2020 年版（通则 0901）溶液颜色检查法项下收载了 3 种检查方法：第一法是目视比色法，第二法是分光光度法，第三法是色差计法。

"无色"系指供试品溶液的颜色相同于水或与所用溶剂相同，"几乎无色"系指供试品溶液的颜色不深于相应色调 0.5 号标准比色液。

第一法也称为目视比色法，主要检查以水为溶剂制成的供试液的颜色，并与各色调标准比色液进行比较，以判断结果。

第二、三法主要用于供试液的色调与标准比色液不一致，无法用第一法比较时，采用在可见光波长范围内测定吸光度，或采用仪器测定药物溶液的颜色的方法。

二、溶液颜色检查第一法

1. 仪器与用具：

(1)纳氏比色管：用具有 10 mL 刻度标线的 25 mL 纳氏比色管或专用管,要求玻璃质量较好,管壁薄厚、管径、色泽、刻度标线要一致。

(2)白色背景要求不反光,一般用白纸或白布。

2. 试药与试液

(1)重铬酸钾用基准试剂,硫酸铜及氯化钴均为分析纯试剂。

(2)比色用重铬酸钾溶液。

(3)比色用硫酸铜溶液。

(4)比色用氯化钴溶液。

各种色调标准贮备液的制备按下表量取比色用氯化钴液、比色用重铬酸钾液、比色用硫酸铜液与水,摇匀,即得。

表 7-1　各种色调标准贮备液的配制表

色调	比色用氯化钴液（mL）	比色用重铬酸钾液（mL）	比色用硫酸铜液（mL）	水（mL）
绿黄色	–	27	15	58
黄绿色	1.2	22.8	7.2	68.8
黄　色	4.0	23.3	0	72.7
橙黄色	10.6	19.0	4.0	66.4
橙红色	12.0	20.0	0.	68.0
棕红色	22.5	12.5	20.0	45.0

各种色调色号标准比色液的制备按下表量取各色调标准贮备液与水,摇匀,即得。

表 7-2　各种色调色号标准比色液

色号	0.5	1	2	3	4	5	6	7	8	9	10
贮备液（mL）	0.25	0.5	1.0	1.5	2.0	2.5	3.0	4.5	6.0	7.5	10.0
加水量（mL）	9.75	9.5	9.0	8.5	8.0	7.5	7.0	5.5	4.0	2.5	0

3. 操作方法：除另有规定外,取各品种项下规定量的供试品,加水溶解,置于 25 mL 的纳氏比色管中,加水稀释至 10 mL。另取规定色调和色号的标准比色液 10 mL,置另一

25 mL 的纳氏比色管中,两管同置白色背景上,自上向下透视;或同置白色背景前,平视观察;比较时可在自然光下进行,以漫射光为光源。供试品管呈现的颜色与对照管比较,不得更深。

4.注意事项

(1)本法操作中应注意遵守平行原则,需采用与标准比色液同质的比色管,对比时应与标准比色液的体积相同。观察方式有两种,一种是在白色背景上自上而下透视,适于色泽较浅时采用,另一种是在白色背景前平视观察,适于色泽较深时采用。

(2)白色背景要求不反光,一般用白纸或白布。

(3)所用比色管应洁净、干燥,洗涤时不能用硬物洗刷,应用铬酸洗液浸泡,然后冲洗、避免表面粗糙。

(4)检查时光线应明亮,光强度应能保证使各相邻色号的标准液清晰分辨。

(5)如果供试品管的颜色与对照管的颜色非常接近或色调不尽一致,目视观察无法辨别二者的深浅时,应改用第三法(色差计法)测定。

(6)部分药物配制成溶液后随放置时间的延长颜色加深,应临用现配。

三、溶液颜色检查第二法

本法通过测定药品在某一波长处的吸光度来控制样品的颜色。适用于检查药品中特定的有色杂质。本法系取一定量的供试品加水或其他适宜溶剂溶解,必要时滤过,除去不溶性杂质,避免干扰吸光度测定,滤液照紫外-可见分光光度法(通则0401)在规定波长处测定吸光度,吸光度不得超过规定值。本法因测定的吸光度值一般较小,准确度略差。

除另有规定外,取各药品项下规定量的供试品,加水溶解至10 mL,必要时滤过,滤液照分光光度法(通则0401)于规定波长处测定,吸收度不得超过规定值。

注意事项:

1.使用的吸收池必须清洗干净。必须使用配对的吸收池盛装样品、参比或空白溶液。

2.取吸收池时手指拿毛玻璃面的两侧。装盛样品溶液的量约为池体积的4/5。

3.使用挥发性溶液时应加盖,透光面要用擦镜纸由上而下擦拭干净,检视应无残留溶剂。

4.为防止溶剂挥发后溶质残留在池子的透光面,可先用蘸有空白溶剂的擦镜纸擦拭,然后再用干擦镜纸拭净。

5.吸收池放入样品室时应注意每次放入方向相同。使用后用溶剂及水冲洗干净,晾干防尘保存。

6.部分药物配制成溶液后随放置时间的延长颜色加深,应临用现配。

四、溶液颜色检查第三法色差计法

本法是通过色差计直接测定药品溶液的透射三刺激值,对其颜色进行定量表述和分析的方法。当供试品管呈现的颜色与对照管的颜色深浅非常接近,目视法难以准确判断时,或者供试品与标准比色液色调不一致时,应使用本法测定,并将其测定结果作为判定依据。判定方法是直接将标准比色液和供试品溶液的三刺激值(或色品坐标值)进行比较,或通过标准比色液和供试品溶液分别与水的色差值进行比较。

五、记录

应记录供试品溶液的制备方法、标准比色液的色调色号,比较结果,仪器型号与测定波长,供试品的制备方法及吸光度。

六、结果与判定

供试品溶液如显色,与规定的标准比色液比较,颜色相似或更浅,即判为符合规定;如更深,则判为不符合规定。

按规定溶剂与浓度配制成的供试品进行测定,如吸光度小于或等于规定值,判为符合规定;大于规定值,则判为不符合规定。

七、实验举例

维生素 C 片:溶液的颜色 取本品的细粉适量(相当于维生素 C 1.0 g)加水 20 mL,振摇使维生素 C 溶解,滤过,滤液照分光光度法,在 440 nm 的波长处测定吸收度,不得过0.07。

二巯丁二钠:溶液的颜色 取本品 1.0 g,加水 10 mL 溶解后,溶液应无色;如显色,与棕红色 4 号标准比色液比较,不得更深。

八、展望

目视法是目前应用最为广泛的方法,简便、直接。紫外分光光度法可在一定波长处测定吸光度控制药品中有色杂质限量。色差计法最基本的应用就是替代目视法测定药品溶液的颜色,结果更准确、更精密、更易于判定。使用色差计法进行测定是药品溶液颜色检查方法的一个进步,它使得这项检查更具科学性和准确性,同时仪器的量化测定结果也相对客观,可避免目视检验主观误差,所以药典中规定以色差计法测定的结果来作为最后的判定依据。药品溶液的颜色千差万别,但标准比色液的数目却是有限的,药典中有多种药品与现有的标准比色液存在明显的色差,需要摸索专用的比色液,利用色差计,就可以根据它们的颜色参数方便地制定出它的限度。

第二节　可见异物检查法

一、概述

可见异物系指存在于注射剂、眼用液体制剂和无菌原料药中,在规定条件下目视可以观测到的不溶性物质。

制剂:注射剂(肌肉注射/静脉注射)、眼用液体制剂和无菌原料药。

条件:规定条件、目视。

性质:不溶性物质,其粒径或长度通常大于 50 μm。

《中国药典》规定,可见异物是指在规定条件下目视可以观测到的不溶性物质,其粒径或长度通常大于 50 μm;不溶性微粒检查主要控制溶液中存在的在可见异物检查时肉眼不可见的小于 50 μm 的不溶性物质。两项检查对不溶性物质的测量范围相互衔接,根据药品中不溶性物质的颗粒大小,分别从宏观和微观进行必要的检查,共同构成一个完善的对不溶性物质的质量控制体系。

可见异物来源如下。

外源性物质:纤毛、玻璃屑、金属屑、块状物等。

内源性物质:与原料相关的不溶物、药物放置后析出的沉淀物、结晶等。

二、基本原理

可见异物又分为明显可见异物和微细可见异物。明显可见异物是指玻璃屑、金属屑、长度超过 2 mm 的纤维、最大粒径超过 2 mm 的块状物,静置一定时间后轻轻旋转时肉眼可见的烟雾状微粒沉积物,无法计数的微粒群或摇不散的沉淀,以及在规定时间内较难计数的蛋白质絮状物等。细微可见异物是指点状物、2 mm 以下的短纤维和块状物,生化药品或生物制品还包括半透明的小于约 1 mm 的细小蛋白质絮状物或蛋白质颗粒等。

灯检法是在合适的光源照度下检查注射剂、眼用液体制剂和无菌原料中是否存在不易检出的明显可见异物或超出规定量的微细可见异物。不反光的黑色背景用于检查无色或白色异物;不反光的白色背景用于检查有色异物。

不同光照度适用于检查不同的样品,1 000～1 500 x 适用于无色注射液或滴眼液;2 000～3 000 x 适用于透明塑料容器或有色注射液或滴眼液;4 000 x 适用于混悬型注射液和滴眼液中色块纤毛等外来污染物的检查。

光散射法通过对溶液中不溶性物质引起的光散射能量的测量,并与规定的阈值比较,以检查可见异物。

三、检查方法及选择原则

灯检法简便易行为常用方法,不适应的品种为用深色透明容器包装或液体色泽较深(一般深于各标准比色液 7 号)的品种。灯检法不适应的品种可用光散射法;光散射法不适应的品种为混悬型注射液、乳状型注射液、滴眼液。一般常用灯检法也可以选用光散射法。

凡仪器判定有 1 次不合格者,可用灯检法确认。用深色透明容器包装或液体色泽较深等灯检法检查困难的品种不用灯检法确认。

四、检查条件

1. 用于本试验的供试品,必须按规定随机抽样。

2. 灯检法应在暗室中进行。

3. 视力均应为 4.9 及以上(矫正后应为 5.0 及以上);应无色盲。

4. 除去容器标签,擦净容器外壁。

五、样品前处理

1. 注射液:直接检查。

2. 无菌原料:除另有规定外,样品分别置洁净透明的适宜容器内,采用适宜的溶剂及适当的方法使药物全部溶解后检查。

3. 眼用液体制剂:除另有规定外,取供试品 20 支(瓶)检查。

4. 注射用无菌制剂:除另有规定外,取供试品 5 支(瓶),用适宜的溶剂和适当的方法使药粉完全溶解后检查。

六、样品前处理

生物制品注射用粉针:如经真空处理的供试品,必要时应用适当的方法破其真空,以便于药物溶解。低温冷藏的品种,应先将其放至室温,再进行溶解和检查。

配带有专用溶剂的注射用无菌制剂,应先将专用溶剂按注射液要求检查并符合注射液的规定后,再用其溶解注射用无菌制剂。

七、检查方法

按各类供试品的要求,取规定量供试品,除去容器标签,擦净容器外壁,必要时将药液转移至洁净透明的适宜容器内,将供试品置遮光板边缘处,在明视距离(指供试品至人眼的清晰观测距离,通常为 25 cm),手持容器颈部,轻轻旋转和翻转容器(但应避免产生气泡),使药液中可能存在的可见异物悬浮,分别在黑色和白色背景下目视检查,重复观察,总检查时限为 20 s。

供试品装量每支(瓶)在 10 mL 及 10 mL 以下的,每次检查可手持 2 支(瓶)。

50 mL 或 50 mL 以上大容量注射液按直、横、倒三步法旋转检视。供试品溶液中有大量气泡产生影响观察时,需静置足够时间至气泡消失后检查。

检查方法光照度:1 000～1 500 lux 用无色透明容器包装的无色供试品溶液;2 000～3 000 lux 用透明塑料容器包装、棕色透明容器包装的供试品或有色供试品;约 4 000 lux 混悬型供试品或乳状液。

检查取样量:①注射液除另有规定外,取供试品 20 支;②注射用无菌制剂除另有规定外,取供试品 5 支(瓶);③无菌原料药除另有规定外,按抽样要求称取各品种制剂项下的最大规格量 5 份;④眼用液体制剂除另有规定外,取供试品 20 支(瓶)。

八、结果判定

供试品中不得检出金属屑、玻璃屑、长度超过 2 mm 的纤维、最大粒径超过 2 mm 的块状物、静置一定时间后轻轻旋转时肉眼可见的烟雾状微粒沉积物、无法计数的微粒群或摇不散的沉淀,以及在规定时间内较难计数的蛋白质絮状物等明显可见异物。

供试品中如检出点状物、2 mm 以下的短纤维和块状物等微细可见异物,生化药品或生物制品若检出半透明的小于约 1 mm 的细小蛋白质絮状物或蛋白质颗粒等微细可见异物,除另有规定外,应分别符合下列各表中的规定。

表 7-3　生物制品注射液、滴眼剂结果判定

类别	微细可见异物限度	
	初试 20 支(瓶)	初、复试 40 支(瓶)
注射液	装量 50 mL 及以下,每支(瓶)中微细可见异物不得超过 3 个 装量 50 mL 以上,每支(瓶)中微细可见异物不得超过 5 个	2 支(瓶)以上超出,不符合规定
滴眼剂	如有 1 支(瓶)超出,符合规定。如检出 2 支(瓶)超出,复试 如检出 3 支(瓶)及以上超出,不符合规定	3 支(瓶)以上超出,不符合规定

表7-2 非生物制品注射液、滴眼剂结果判定

类别		微细可见异物限度	
		初试20支（瓶）	初、复试40支（瓶）
注射液	静脉用	如1支（瓶）检出，复试如2支（瓶）或以上检出，不符合规定	超过1支（瓶）检出，不符合规定
	非静脉用	如1~2支（瓶）检出，复试如2支（瓶）以上检出，不符合规定	超过2支（瓶）检出，不符合规定
滴眼剂		如1支（瓶）检出，符合规定如2~3支（瓶）检出，复试如3支（瓶）以上检出，不符合规定	超过3支（瓶）检出，不符合规定

注射用无菌制剂 5支（瓶）检查的供试品中如检出微细可见异物，每支（瓶）中检出微细可见异物的数量应符合表3的规定；如有1支（瓶）超出下表中限度规定，另取10支（瓶）同法复试，均应不超出下表中限度规定。

表7-5 注射用无菌制剂结果判定

类别		每支（瓶）中微细可见异物限度
生物制品	复溶体积50 mL及以下	≤3个
	复溶体积50 mL以上	≤5个
非生物制品	冻干	≤3个
	非冻干	≤5个

九、药典解释

即根据药品的种类、规格区别对待。由于以前生化药、抗生素药和中药品种中许多品种的可见异物存在水平普遍高于化学药物，为兼顾当时国内产品的质量水平而粗略地制定了不同的标准，是不科学的，目前经过数年的过渡，除由原料直接分装制备的注射用无菌制剂在降低微细可见异物数量方面存在较大难度外，药品种类之间的差异已逐步缩小。

十、注意事项

既可静脉用也可非静脉用的注射液，以及脑池内、硬膜外、椎管内用的注射液应执行静脉用注射液的标准。

混悬液与乳状液仅对明显可见异物进行检查。

凡光散射法仪器判定有1次不合格者,可用灯检法确认。用深色透明容器包装或液体色泽较深等灯检法检查困难的品种不用灯检法确认。

十一、药典可见异物发展方向

药典通则可见异物检查如果能按给药途径制定标准才是最理想的。即无论生物制品、化药、中药、凡静脉用、脑池内、硬膜外、椎管内用的注射液应该制定最严格的质量标准,肌肉注射次之。要达到这个要求还需要各方面更多的努力,深入查找可见异物产生的原因,从源头降低其存在水平,改变观念、优化药品生产设计、切实提高药品质量。

第三节　崩解时限检查法

一、概述

1. 本法《中国药典》2020年版(通则0921)系用于检查口服固体制剂在规定条件下的崩解情况。适用于片剂(包括普通片、薄膜衣片、糖衣片、肠溶衣片、结肠定位肠溶片、含片、舌下片、可溶片及泡腾片)、胶囊剂(包括硬胶囊剂、软胶囊剂及肠溶胶囊剂)及滴丸剂的溶散时限检查。除另有规定外,凡规定检查溶出度、释放度或分散均匀性的制剂,不再进行崩解时限检查。

2. 片剂口服后,需经崩散、溶解,才能为机体吸收而达到治疗目的;胶囊剂的崩解是药物溶出及被人体吸收的前提,而囊壳常因所用囊材的质量,久贮或与药物接触等原因,影响溶胀或崩解;滴丸剂中不含有崩解剂,故在水中不是崩解而是逐渐溶散,且基质的种类与滴丸剂的溶解性能有密切关系,为控制产品质量,保证疗效,药典规定本检查项目。

3. 本检查法中所称"崩解",系指口服固体制剂在规定条件下全部崩解溶散或成碎粒,除不溶性包衣材料或破碎的胶囊壳外,应全部通过筛网。如有少量不能通过筛网,但已软化或轻质上浮且无硬芯者,可作符合规定论。

二、仪器与用具

1. 崩解仪(见中国药典2020年版通则0921的仪器装置),采用升降式崩解仪,主要结构为一能升降的金属支架与下端镶有筛网的吊篮,并附有挡板。吊篮筛孔内径为2.0 mm。

2. 滴丸剂专用吊篮按上述所述仪器装置,但不锈钢丝筛网的筛孔内径改为0.42 mm。

3. 烧杯1 000 mL。

4. 温度计分度值 1 ℃,筛孔内径为 2.0 mm,滴丸剂筛孔内径为 0.42 mm。

三、试药与试液

1. 人工胃液(供软胶囊剂和以明胶为基质的滴丸剂检查用):取稀盐酸 16.4 mL,加水约 800 mL 与胃蛋白酶 10 g,摇匀后,加水稀释至 1 000 mL,即得。临用前制备。

2. 人工肠液(供肠溶胶囊剂检查用):取磷酸二氢钾 6.8 g,加水 500 mL 使溶解,用 0.1 mol/L氢氧化钠溶液调节 pH 值至 6.8;另取胰酶 10 g,加水适量使溶解,将两液混合后,加水稀释至 1 000 mL,即得。临用前制备。

四、操作方法

1. 将吊篮通过上端的不锈钢轴悬挂于金属支架上,浸入 1 000 mL 烧杯中,并调节吊篮位置使其下降时筛网距烧杯底部 25 mm,烧杯内盛有温度为 37±1 ℃的水,调节水位高度使吊篮上升时筛网在水面下 15 mm 处,吊篮顶部不可浸没于溶液中。除另有规定外,取药片 6 片,分别置上述吊篮的玻璃管中,启动崩解仪进行检查。

2. 片剂

(1)口服普通片按二、1 项下方法检查,各片均应在 15 min 内全部崩解。如有 1 片崩解不完全,应另取 6 片复试,均应符合规定。

(2)薄膜衣片按二、1 项下方法检查,并可改在盐酸溶液(9→1 000)中进行检查,化药薄膜衣片应在 30 分钟内全部崩解。中药薄膜衣片,则每管加挡板 1 块,各片均应在 1 h 内全部崩解,如果供试品黏附挡板,应另取 6 片,不加挡板按上述方法检查,应符合规定,如有 1 片不能完全崩解,应另取 6 片复试,均应符合规定。

(3)糖衣片按二、1 项下方法检查,化药糖衣片应在 1 h 内全部崩解。中药糖衣片,则每管加挡板 1 块,各片均应在 1 h 内全部崩解,如果供试品黏附挡板,应另取 6 片,不加挡板按上述方法检查,应符合规定,如有 1 片不能完全崩解,应另取 6 片复试,均应符合规定。

(4)肠溶衣片按二、1 项下方法,先在盐酸溶液(9→1 000)中检查 2 h,每片均不得有裂缝、崩解或软化等现象;继将吊篮取出,用少量水洗涤后,每管各加挡板 1 块,再按上述方法在磷酸盐缓冲溶液(pH 值 6.8)中进行检查,各片应在 1 h 内全部崩解。如有1 片不能完全崩解,应另取 6 片复试,均应符合规定。

(5)结肠定位肠溶片:除另有规定外,先在盐酸溶液(9→1 000)及 pH 值 6.8 以下的磷酸盐缓冲溶液中,每片均不得有裂缝、崩解或软化等现象(具体检查用溶液及检查时间在品种项下规定);继将吊篮取出,用少量水洗涤后,每管各加挡板 1 块,再按上述方法,在 pH 值 7.5~8.0 磷酸盐缓冲溶液中 1 h 内全部崩解。如有 1 片不能完全崩解,应另取 6 片复试,均应符合规定。

（6）含片除另有规定外，按二、1项下方法检查6片，各片均应在10 min内全部崩解或溶化。如有1片不符合规定，应另取6片复试，均应符合规定。

（7）舌下片除另有规定外，按二、1项下方法检查6片，各片均应在5 min内全部崩解并溶化。如有1片不能完全崩解，应另取6片复试，均应符合规定。

（8）可溶片除另有规定外，水温为25 ℃±5 ℃，按四.1项下方法检查，各片均应在3分钟内全部崩解并溶化。如有1片不能完全崩解，应另取6片复试，均应符合规定。

（9）泡腾片系指含有碳酸氢钠和有机酸，遇水可放出大量二氧化碳而呈泡腾状的片剂。泡腾片中的药物应是易溶性的。有机酸一般用枸橼酸、酒石酸、富马酸等。取1片，置250 mL烧杯中，烧杯内盛有200 mL水，水温为20 ℃±5 ℃，有许多气泡放出，当片剂或碎片周围的气体停止逸出时，片剂应溶解或分散在水中，无聚集的颗粒剩留。除另有规定外，按上述方法检查6片，各片均应在5 min内崩解。如有1片不能完全崩解，应另取6片复试，均应符合规定。

3.胶囊剂

（1）硬胶囊剂除另有规定外，取供试品6粒，分别置吊篮的玻璃管中，每管各加1粒，按二、1项下方法检查（若供试品漂浮在液面，应加挡板；中药胶囊加挡板）；硬胶囊剂应在30 min内全部崩解；软胶囊剂应在1 h内全部崩解。如有1粒不能完全崩解，应另取6粒复试，均应符合规定。

（2）肠溶胶囊剂除另有规定外，取供试品6粒，分别置吊篮的玻璃管中，每管各加1粒，按二、1项下方法检查，先在盐酸溶液（9→1 000）中不加挡板检查2 h，每粒的囊壳均不得有裂缝或崩解现象；继将吊篮取出，用少量水洗涤后，每管各加入挡板一块，再按上述方法，改在人工肠液中进行检查，各粒均应在1 h内全部崩解。如有1粒不能完全崩解，应另取6粒复试，均应符合规定。

4.滴丸剂（溶散时限）

滴丸剂中不含崩解剂，故在水中它不是崩解而是逐渐溶散；在规定检查时限内，应全部溶散成碎粒，除不溶性包衣材料外，应通过筛网。但不锈钢丝筛网的筛孔内径改为0.42 mm。为控制产品质量，保证疗效，药典规定本检查项目。

（1）除另有规定外，取供试品6粒，按二、1项下所述仪器装置，分别置专用吊篮的玻璃管中，每管各加1粒，按二、1项下方法检查，各粒均应在30 min内全部溶散（若为包衣滴丸，应在1 h内全部溶散）。如有1粒不能全部溶散，应另取6粒复试，均应符合规定。

（2）以明胶为基质的滴丸，可改在人工胃液中进行检查，亦应符合上述规定。

五、注意事项

1.根据供试品选取合适的溶剂介质来试验。

2.测试前，应调整仪器使升降的金属支架上下移动距离为55 mm±2 mm，往返频率为每分钟 30 ~ 32 次后方可进行。

3. 在测试过程中,烧杯内的水温(或介质温度)应保持 37±1 ℃,每次检查应使用校准过的温度计检测介质的温度。

4. 取供试品 6 片试验,吊篮的 6 个玻璃管每管中各加 1 片,要看试验的剂型来决定是否要加入挡板。

5. 记录供试品全部崩解通过筛网的时间。

6. 及时登记仪器使用记录。

7. 每测试一次后,应清洗吊篮的玻璃管内壁及筛网、挡板等,并重新更换水或规定的介质。

8. 严禁在水箱不盛水的情况下开启加热开关。

9. 仪器用完后,应关闭电源。较长时间不用时,应拔下电源。

10. 仪器鉴定/校准后 6 个月检测 1 次,满足(五、2)项要求后方可使用。

六、记录

记录仪器型号、制剂类型及测试条件(如包衣、肠溶或薄膜衣、硬或软胶囊、介质等),崩解或溶散时间及现象,肠溶衣片(胶囊)则应记录在盐酸溶液中有无裂缝、崩解或软化现象等。初试不符合规定者,应记录不符合规定的片(粒)数及现象、复试结果等。

七、结果与判定

1. 供试品 6 片(粒),每片(粒)均能在规定的时限内全部崩解(溶散),判为符合规定。如有少量不能通过筛网,但已软化或轻质上浮且无硬芯者,可作符合规定。

2. 初试结果,到规定时限后如有 1 片(粒)不能完全崩解(溶散),应另取 6 片(粒)复试,各片(粒)在规定时限内均能全部崩解(溶散),仍判为符合规定。

3. 初试结果中如有 2 片(粒)或 2 片(粒)以上不能完全崩解(溶散);或在复试结果中有 1 片(粒)或 1 片(粒)以上不能完全崩解(溶散),即判为不符合规定。

4. 肠溶衣片(胶囊)在盐酸溶液(9→1 000)中检查时,如发现有裂缝、崩解或软化,即判为不符合规定。肠溶衣片(胶囊)初试结果中,在磷酸盐缓冲液(pH 值 6.8)或人工肠液介质中如有 2 片(粒)或 2 片(粒)以上不能完全崩解,即判为不符合规定;如仅有 1 片(粒)不能完全崩解,应另取 6 片(粒)复试,均应符合规定。

检验记录格式崩解时限:应记录仪器名称、型号及编号,介质名称和温度,是否加挡板,在规定时限(注明标准中规定的时限)内的崩解或残存情况,结果判断。

八、溶散时限检查

本法适用于丸剂的溶散时限检查。

丸剂口服后,需经溶散,溶解才能被机体所吸收而达到治疗的目的;为控制产品质量,保证疗效,故《中国药典》规定本检查项目。

除大蜜丸及研碎、嚼碎或用开水、黄酒等分散后服用的丸剂不检查溶散时限外,其他丸剂均应进行溶散时限检查。

1. 仪器与用具:除吊篮筛网孔径为 0.42 mm、1.0 mm、2.0 mm 外,其他详见崩解时限检查法标准操作规范。

2. 操作方法:取供试品 6 丸,按下表规定选定适当孔径筛网的吊篮,照崩解时限检查法标准操作规范片剂项下方法,加挡板进行检查。

表 7-6 吊篮网孔径的选择

丸剂直径	筛网孔径
2.5 mm 以下	0.42 mm
2.5~3.5 mm	1.0 mm
3.5 mm 以上	2.0 mm

蜡丸照崩解时限检查法标准操作规范肠溶衣片项下的方法,进行检查。

3. 注意事项:操作过程中如供试品黏附挡板妨碍检查时,应另取 6 丸,不加挡板进行检查。其他详见崩解时限检查法标准操作规范。

4. 记录

(1)记录丸剂的类型、测试条件(如介质名称、温度等)、溶散时间。

(2)记录不符合规定的丸数及现象。

5. 结果与判定

(1)供试品 6 丸,在表 7-7 规定的时间内均能全部溶散并通过筛网者;或有细小颗粒状物未能通过筛网,但已软化且无硬芯者,均判为符合规定。

(2)供试品 6 丸,在下表规定的时限内有 1 丸或 1 丸以上不能完全溶散,并不能通过筛网者判为不符合规定。

表 7-7 供试品限度

丸剂类型	限度
小蜜丸、水蜜丸、水丸	1 h 以内
浓缩小蜜丸、浓缩水蜜丸、浓缩水丸、糊丸	2 h 以内
蜡丸[在磷酸盐缓冲液(pH6.8)中检查]	1 h 以内 *

先在盐酸溶液(9→1 000)中检查2h,每丸均不得有裂痕、溶散或软化现象。

八、展望

崩解仪将进一步提高自动化、智能化水平,向着自动判断崩解终点、自动计时打印的一体化方向发展。随着新技术的飞速发展,具有自动检测崩解过程功能的崩解仪将被更广泛的应用。随着药品新型制剂种类的增多,与其相适应的崩解检查方法及仪器也将更加完善。崩解仪的制造工艺、装配工艺和元器件的可靠性也将逐渐提高。

全部崩解不代表药物中有效成分的完全溶解,与崩解时限检查相比,溶出度或释放度检查对体内生物利用度的预测更加可靠,因此,溶出度和释放度将逐步代替一些品种的崩解时限检查。

2020年版药典规定,除另有规定外,化药肠溶片剂和化药肠溶胶囊剂检查释放度,不再进行崩解时限检查。崩解时限检查操作简便,对于含有生理范围内溶解性很好的原料药制成的药物制剂,一般的崩解时限检查就足够了,当崩解与溶出度有很好的相关性时,崩解时限检查更合适。此外,对复方制剂,中药制剂等成分复杂的药物制剂,崩解时限检查的地位仍是无法替代的。

第四节　溶出度与释放度测定法

一、简述

1.溶出度[《中国药典》2020年版(通则0931)]系指活性物质成分从片剂、胶囊剂或颗粒剂等制剂在规定条件下溶出的速率和程度。在缓释制剂、控释制剂、肠溶制剂及透皮贴剂等制剂中也称释放度。

它是评价药物口服固体制剂质量的一个指标,用规定的仪器装置,在规定的温度、介质、搅拌速率等条件下,对制剂进行药物溶出速率试验,用以监测产品的生产工艺,达到控制产品质量的目的。是一种模拟口服固体制剂在胃肠道中崩解和溶出的体外简易试验方法。

2.溶出度测定法是将某种固体制剂的一定量分别置于溶出仪的转篮(或溶出杯)中,在37±0.5 ℃恒温下,在规定的转速、溶出介质中依法操作,在规定的时间内取样并测定其溶出量。

3.《中国药典》2020年版(通则0931)收载七种测定方法,第一法为篮法,第二法为浆法,第三法为小杯法,第四法为浆碟法,第五法为转筒法,第六法为流池法,第七法为往复筒法。其中,篮法,浆法和小杯法等主要适用固体口服制剂。浆碟法和转筒法主要适用于透皮贴剂。

篮法和浆法:是目前最常用的法定溶出方法,具有装置简单、耐用及标准化的特点,在全球范围内被广泛使用。

《中国药典》收载的第三法——小杯法可视为浆法,适用于低剂量规格固体制剂的溶出试验,主要为满足紫外-可见分光光度法检测灵敏度的要求。

浆碟法:其基本装置与浆法一致,只是在试验中需要增加一个释药装置。该方法适用于透皮制剂的溶出(释放)试验。

转筒法:提供了又一种进行透皮贴剂溶出度试验的装置。溶出杯及其装置与篮法所用溶出杯相同,只是将篮换成不锈钢筒作为搅拌装置,该方法已被国外主要药典收载。溶出杯中介质的温度保持在 32 ℃±0.5 ℃,制剂置于转筒上,释放面朝外,转筒置于离溶出杯底部 25 mm±2 mm。

4. 除另有规定外,凡检查溶出度的制剂,不再进行崩解时限的检查。

对于难溶性药物而言,其制剂崩解时限合格并不一定能保证药物完全地溶解出来,也就不能保证具有可靠的疗效,因此崩解时限检查并不能完全正确地反映主药的溶出速率和溶出程度以及机体的吸收情况。

二、仪器与用具

1. 溶出度试验仪

溶出度仪主要由电动机、恒温装置、篮体、篮轴、搅拌桨、溶出杯和杯盖等组成,详见《中国药典》2020 年版(通则 0931)。

2. 取样器注射器(5、10、15、20 mL 等合适的注射器)及取样针头;

3. 过滤器一般常用滤头及滤膜。

三、仪器的调试

为使药物的溶出度测定结果准确、可靠,应对新安装的溶出度仪按溶出度标准片说明书进行性能确认试验,对已使用过的仪器也应定期(或在出现异常情况时)进行性能确认试验。

1. 检查仪器水平及转动轴的垂直度与偏心度,使用水平仪检查仪器是否处于水平状态;转轴的垂直程度应与容器中心线相吻合,用直角三角板检查转动轴与溶出杯平面的垂直度;检查转篮旋转时与溶出杯的垂直轴在任一点的偏离均不得大于 2 mm,检查转篮旋转式摆动幅度不得偏离轴心的±1.0 mm;或检查桨杆旋转时与溶出杯的垂直轴在任一点的偏离均不得大于 2 mm,或检查搅拌桨旋转时 A、B 两点的摆动幅度不得大于 0.5 mm。

2. 篮轴运转时整套装置应保持平稳,均不能产生明显的晃动或震动(包括仪器装置所放置的环境)。

3. 转速与允差范围,检测仪器的实际转速与其仪器的电子显示的数据是否一致,稳速误差不得超过±4%。

四、溶出度测定前的准备

1. 测定前,应对仪器装置进行必要的调试。

2. 溶出介质的制备。

3. 将该品种项下所规定的溶出介质经脱气,并按规定量置于溶出杯中。脱气方法:取溶出介质,在缓慢搅拌下加热至约41 ℃,并在真空条件下不断搅拌5 min以上;或采用煮沸、超声、抽滤等其他有效的除气方法。

4. 将该品种项下所规定的溶出介质按规定量置于溶出杯中,开启仪器的预制温度,一般应根据室温情况,可稍高于37 ℃,以使溶出杯中溶出介质的温度保持在37 ℃±0.5 ℃,并应使用0.1分度的温度计,逐一在溶出杯中测量。6个溶出杯之间的差异应在0.5 ℃之内。

5. 对滤过和滤材的要求。

(1)对过滤的要求:从每个溶出杯内取出规定体积的溶液,应立即用适当的微孔滤膜滤过,自取样至滤过应在30 s内完成,滤液应澄清。

(2)对滤材的要求:所用滤器和滤膜均应是惰性的,不能明显吸附溶液中的有效成分,亦不能含有能被溶出介质提取的物质而使规定的分析方法受到干扰。

(3)滤膜吸附的检查:实验前,必须进行干扰试验,方法如下,用对照品溶液按规定的方法测定吸光度或响应值,然后用滤膜滤过后再测定吸光度或响应值,滤膜吸附应在2%以下,如果滤膜的吸附较大,可以将滤膜在水中煮沸1 h以上,如果吸附仍很大,应改用其他滤膜或滤材。

6. 空胶囊的干扰实验。进行胶囊剂溶出度检查时,应取6粒胶囊,尽可能完全地除尽内容物(起草质量标准时最好是用未使用的同批号胶囊壳),置同一容器中用该品种项下规定体积的溶出介质溶解空胶囊壳,并按规定的分析方法测定,作必要的校正。如校正值不大于标示量的2%,可忽略不计;如校正值低于标准量的25%,可进行校正;如校正量大于标示量的25%,试验无效。

五、溶出度测定法

1. 对取样位置的要求

(1)第一法取样位置应在转篮顶端至液面的中点,距溶出杯的内壁10 mm处。

(2)第二法取样位置应在桨叶顶端至液面的中点,距溶出杯的内壁10 mm处。

(3)第三法取样位置应在桨叶顶端至液面的中点,距溶出杯的内壁6 mm处。

2.第一法分别量取经脱气处理的溶出介质,置各溶出杯内,实际量取的体积与规定体积的偏差应不超过±1%,待溶出介质温度恒定在37 ℃±0.5 ℃后,取供试品6片(粒、袋),分别投入6个干燥的转篮内,注意供试品表面不要有气泡,将转篮降入溶出杯中,计时,至规定的取样时间,在规定取样点取样。自取样至滤过应在30 s内完成。

取滤液,照各药品项下规定的方法测定,算出每片(粒、袋)的溶出量。

第二法与第三法分别量取经脱气处理的溶出介质,置各溶出杯内,实际量取的体积与规定体积的偏差应不超过±1%,待溶出介质温度恒定在37 ℃±0.5 ℃后,取供试品6片(粒、袋),分别投入6个溶出杯内,注意供试品表面不要有气泡,按各品种项下规定的转速启动溶出仪器,计时,至规定的取样时间,在规定取样点取样。自取样至滤过应在30 s内完成。

取滤液,照各药品项下规定的方法测定,算出每片(粒、袋)的溶出量。

3.溶出方法的选择

主要有第一法(转篮法)、第二法(桨法)和第三法(小杯法)。

小杯法主要用于在转篮法和桨法条件下,溶出液的浓度过稀,即使采用较灵敏的方法(如 UV 法使用长光路吸收池等)仍难以进行定量测定的品种。

对于漂浮于液面的制剂,如果辅料不堵塞网孔,应选用转篮法。否则,选用桨法并将供试品放入沉降篮中,并在正文中加以规定。但采用小杯法时不能使用沉降篮。

六、结果判断

1.对普通制剂,除另有规定外,符合下述条件之一者,可判为符合规定。

(1)6片(粒、袋)中每片(粒、袋)的溶出量按标示含量计算,均不低于规定限度(Q)。

(2)6片(粒、袋)中,如有1~2片(粒、袋)低于规定限度Q,但不低于Q-10%,且其平均溶出量不低于规定限度Q。

(3)6片(粒、袋)中,有1~2片(粒、袋)低于规定限度Q,其中仅有1片(粒、袋)低于Q-10%,但不低于Q-20%,且其平均溶出量不低于规定限度Q时,应另取6片(粒、袋)复试;初、复试的12片(粒、袋)中有1~3片(粒、袋)低于规定限度Q,其中仅有1片(粒、袋)低于Q-10%,但不低于Q-20%,且其平均溶出量不低于规定限度Q。

2.除另有规定外,判为不符合规定者,举例如下。

(1)6片(粒、袋)中有一片(粒、袋)低于Q-20%。

(2)6片(粒、袋)中有2片(粒、袋)低于Q-10%。

(3)6片(粒、袋)中有3片(粒、袋)低于规定限度Q。

(4)6片(粒、袋)中平均溶出量低于规定限度Q。

(5)初、复试的12片(粒、袋)中4片(粒、袋)低于规定限度Q。

(6)初、复试的12片(粒、袋)中有2片(粒)低于Q-10%。

（7）初、复试的 12 片（粒、袋）中有 1 片（粒）低于 Q-20%。

（8）初、复试的 12 片（粒、袋）中平均溶出量低于规定限度 Q。

以上结果判断中所示 10%、20% 是指相对于标示量的百分率（%）。

七、注意事项

1. 溶出度仪的适用性及性能确认：试验除仪器的各项机械性能应符合上述规定外，还应用溶出度标准片对仪器进行性能确认试验，按照标准片的说明书操作，实验结果应符合标准片的规定。

2. 溶出介质应使用各品种项下规定的溶出介质，并应新鲜配制和经脱气处理；如果溶出介质为缓冲液，当需要调节 pH 值时，一般调节 pH 值至规定 pH 值±0.05 之内。

3. 如胶囊可对分析有干扰，应取不少于 6 粒胶囊，尽可能完全地除尽内容物，置同一溶出杯内，按各品种项下的分析方法测定每个空胶囊的空白值，作必要的校正。如校正值大于标示量的 25%，试验无效。如校正值不大于标示量的 2%，可忽略不计。

4. 在达到该品种规定的溶出时间时，应在仪器开动的情况下取样。自 6 杯中完成取样，时间一般应在 1 min 以内。

5. 实验结束后，应用水冲洗篮轴、篮体或搅拌桨。

6. 溶出介质必须经脱气处理，气体的存在可产生干扰，尤其对第一法（篮法）的测定结果。还应注意测定时如转篮放置不当，也会产生气体附在转篮的下面，形成气泡致使片剂浮在上面，使溶出度大幅度下降。

7. 在多次取样时，所量取溶出介质的体积之和应在溶出介质 1% 之内，如超过总体积的 1% 时，应及时补充相同体积温度为 37 ℃±0.5 ℃的溶出介质，或在计算时加以矫正。

8. 由于 0.1 mol/L 盐酸溶液对转篮与搅拌桨可能有一定的腐蚀作用，尤其在采用低波长的紫外分光光度法时易产生干扰，应加以注意。

9. 沉降篮的使用要求加沉降篮的目的是防止被测样品上浮或贴壁，致使溶出液的浓度不均匀，或因贴壁致使部分样品的活性成分难以溶出，但只有在品种各论中规定要求使用沉降篮时，方可使用。

八、记录与计算

1. 记录试验所用方法、溶出介质及加入量、转速、温度、取样时间。

2. 取样体积。

3. 测定方法

（1）紫外-可见分光光度法或荧光分光光度法应记录测定波长与吸光度或荧光强度，用对照品时，应记录对照品来源、批号、含量、称取量与稀释倍数。

（2）高效液相色谱法应记录色谱条件与峰面积、对照品来源、批号、含量、称取量与稀释倍数。

第五节　重/装量差异

本项检查的目的在于控制各制剂重量(装量)的一致性,保证用药剂量的准确。

包括重量差异[片剂、丸剂、栓剂、膜剂、眼用制剂(固体)]、装量差异(胶囊剂、颗粒剂-单剂量包装、粉针剂、散剂、植入剂)、(最低)装量(注射剂、酊剂、糖浆剂)等。根据药典附录中各剂型项下的具体规定进行相应检查。

一、简述

1. 本法适用于片剂、胶囊剂等制剂的重量(装量)差异检查。

2. 凡规定检查含量均匀度的制剂,一般不再进行重量(装量)差异的检查。

3. 在制剂生产中,由于颗粒的均匀度和流动性,以及工艺、设备和管理等原因,都会引起制剂重量(装量)差异。本项检查的目的在于控制各片(粒)重量的一致性,保证用药剂量的准确。

二、仪器与用具

分析天平感量0.1 mg(适用于平均片重0.30 g以下的片剂)或感量1 mg(适用于平均片重0.30 g或0.30 g以上的片剂)、扁形称量瓶、弯头或平头手术镊。

三、操作方法(以片剂为例)

1. 取空称量瓶,精密称定重量;再取供试品20片,置此称量瓶中,精密称定。两次称量值之差即为20片供试品的总重量,除以20,得平均片重(m)。

2. 从已称定总重量的20片供试品中,依次用镊子取出1片,分别精密称定重量,得各片重量。

四、记录及计算

1. 记录每次称量数据。

2. 求出平均片重(m),保留3位有效数字。

3 按表7-8规定的重量差异限度,求出允许片重范围(m±m×重量差异限度)。

表7-8 片重差异限度

平均重量	重量差异限度
0.30 g 以下	±7.5%
0.30 g 或 0.30 g 以上	±5%

五、结果与判定

1. 每片重量均未超出允许片重范围;或与平均片重相比较(凡无含量测定的片剂,每片重量应与标示片重比较),均未超出上表中重量差异限度;或超出重量差异限度的药片不多于2片,且均未超出限度1倍,均判为符合规定。

2. 每片重量与平均片重相比较,超出重量差异限度的药片多于2片;或超出重量差异限度的药片虽不多于2片,但其中1片超出限度的1倍;均判为不符合规定。

六、试验举例

20 片重:6.2 635 g

平均片重:6.2 635 g/20 = 0.313 g。平均片重在0.30 g 或0.30 g 以上,重量差异限度为±5%。

+5% 重量差异限度:0.313+0.313x5% = 0.329 g

−5% 重量差异限度:0.313−0.313x5% = 0.297 g

· 0.3132 g 0.3122 g 0.3119 g 0.3122 g 0.3162 g

· 0.3315 g 0.3022 g 0.3136 g 0.3192 g 0.3129 g

· 0.3121 g 0.3031 g 0.3117 g 0.2964 g 0.3142 g

· 0.3129 g 0.3102 g 0.3158 g 0.3193 g 0.3156 g

上述20片中,有2片超出上述允许片重范围。有超出重量差异限度时,则应将差异限度增大1倍计算。

+10% 重量差异限度:0.313+0.313×10% = 0.344 g

−10% 重量差异限度:0.313−0.313×10% = 0.282 g

结果:超出重量差异限度的药片为2片(但不多于2片),且均未超出限度的1倍。

结论:符合规定。

七、天平使用注意事项

1. 天平室温度应相对稳定,一般应控制在 10～30 ℃,保持相对恒温,相对湿度一般在70%以下,室内应备有温度计和湿度计。

2. 称量前,应在试验记录上先记录下称量日期、温度和相对湿度。

3. 选择好适宜的天平后,在使用天平前,应检查该天平的使用登记记录,了解天平前一次使用情况及天平是否处于正常可用状态。并检查水准器内的气泡是否位于水准器圆的中心位置,否则应予调节使天平处于水平状态。

4. 如天平处于正常可用状态,称量时则要带上称量手套,必要时用软毛刷将天平盘上的灰尘轻刷干净。

5. 称量前,应先调好零点。

6. 同一个试验应在同一台天平上进行称量,以免由称量产生误差。

7. 称量重量不得超过天平的最大载荷。

8. 称量完毕,应及时清理天平,关闭天平门,使天平回零。并及时在天平使用登记本上登记。

9. 最后保持天平台面整洁卫生,并将所称量样品及用具等带出天平室。

八、称量样品注意事项

1. 在称量前后,均应仔细查对药片或胶囊粒数。称量过程中,应避免用手直接接触供试品。已取出的药片,不得再放回供试品原包装容器内。

2. 遇有检出超出重量差异限度的药片,宜另器保存,供必要时的复核用。

3. 糖衣片应在包衣前检查片芯的重量差异,符合规定后方可包衣,包衣后不再检查重量差异。

4. 薄膜衣片在包衣后也应检查重量差异。

每粒胶囊的两次称量中,应注意编号顺序以及囊体和囊帽的对号,不得混淆。

每粒胶囊重:0.3 826 g。

空胶囊壳重:0.0 625 g。

内容物重:0.3826 g−0.0625 g=0.3201 g

遇有超允许装量范围并处于边缘者,应再与平均装量相比较,计算出该粒装量差异的百分率,再根据装量差异限度作为判定的依据(避免在计算允许装量范围时受数值修约的影响)。

胶囊的一种简便称量:将要称的一粒胶囊放在天平上后,按回零键使天平读数为零;然后将胶囊从天平上拿出来倒出其内容物,并用一个小毛刷将胶囊壳中的细粉刷干净,然后再将空胶囊壳放到天平上,等待天平读数稳定,即称出了此粒胶囊的内容物重,只是这个读数是一个负值。

九、最低装量检查法

1. 简述

最低装量检查法(中国药典 2020 年版通则 0942)适用于固体、半固体或液体制剂。

凡制剂通则中规定检查重(装)量差异的剂型及放射性药品不再进行最低装量检查。

2. 仪器与用具

(1)天平感量 0.1 mg 或小于 0.1 mg、1 mg 或 10 mg 或 0.1 g,定期检定合格。

(2)注射器(量入型、含 7 号针头)规格 1.2 mL,经定期校准。

(3)量筒(量入型)规格 5、10、25、50、100、250、500、1 000 和 2 000 mL,经定期校准。

3. 操作方法

(1)重量法(适用于标示装量以重量计者)。除另有规定外,取供试品 5 个(50 g 以上者 3 个),除去标签,容器外壁用适宜的方法清洁并干燥,供试品容器外壁干燥后,置天平室中。待供试品温度与天平室温度一致后,除去外盖,注意避免损失,分别精密称定每个供试品的重量,除去内容物,容器内壁用适宜的溶剂洗净并干燥。再分别精密称定空容器的重量,求出每个容器内容物的装量与平均装量(均取 3 位有效数字)。

测定法中的除去标签,是为了除去在倾倒内容物过程中可能影响重量的因素。去除标签的方法通常有直撕、水浸泡、乙醇浸泡、电吹风加热等,需检验者依标签粘贴类型确定。

溶剂清洗原则是清洗溶剂不与容器发生反应,不影响容器重量。

(2)容量法(适用于标示装量以容量计者)除另有规定外,取供试品 5 个(50 mL 以上者 3 个),开启时应注意避免损失。标示装量 2 mL 以上者,将内容物沿量筒壁缓缓倾入预经标化的干燥量入式量具中(量具的大小应使待测体积至少占其额定体积的40%),避免产生气泡。黏稠液体倾出后,将容器倒置 15 min,尽量倾净;标示装量 2 mL 及 2 mL 以下者,用干燥并预经标化的量入式注射器抽尽内容物。读出每个容器内容物的装量,并求出其平均装量(均取 3 位有效数字)。

4. 注意事项

(1)开启瓶盖时,应注意避免损失。擦净瓶外壁,轻弹瓶颈使瓶中液体全部流出。

(2)每个供试品的两次称量中,应注意编号顺序和容器的对号。

(3)所用注射器或量筒必须洁净、干燥,并经定期校准;其最大刻度值应与供试品的标示装量一致,或使待测体积至少占其额定体积的40%。

(4)量筒量取溶剂时刻度读数应正确,观看的视线应与刻度平齐。

(5)供试品如为混悬液,应充分摇匀后再做装量检查。

(6)呈负压或真空状态的供试品,应在称重前释放真空,恢复常压后再做装量检查。

5. 记录与计算

(1)记录室温、相对湿度、标示装量、仪器及其规格、每个容器内容物读数(ml)、或每个供试品重量及其自身空容器重量及每个容器装量。

(2)每个容器装量之和除以 5(或 3),即得平均装量(保留 3 位有效数字)。

(3)按标示装量计算出平均装量与每个容器装量相当于标示装量的百分率,结果取 3

位有效数字。

（4）如遇平均装量处于标示装量边缘者，计算出平均装量为标示装量的百分率，再取3位有效数字。

6. 结果判定

表7-9　结果比对

标示装量	注射剂及注射用浓溶液		口服及外用固体、半固体、液体；黏稠液体（容量法）	
	平均装量	每个容器量	平均装量	每个容器装量
20 g(mL)以下	/	/	不少于标示装量	不少于标示装量的93%
20 g(mL)~50 g(mL)	/	/	不少于标示装量	不少于标示装量的95%
50 g(mL)以上	不少于标示装量	不少于标示装量的97%	不少于标示装量	不少于标示装量的97%

（1）每个容器的装量百分率不少于允许最低装量百分率，且平均装量百分率不少于标示装量百分率，判为符合规定。

如仅有一个容器的装量不符合规定，则另取 5 个[50 g（或 mL）者 3 个]复试，复试结果全部符合规定，仍可判为符合规定。

（2）初试结果的平均装量百分率少于标示装量百分率，或有一个以上容器的装量百分率不符合规定，或在复试中仍不能全部符合规定，均判为不符合规定。

十、展望

最低装量检查法作为控制制剂的灌装量和临床用药剂量，本法简便、经济，但是在应用中存在一些问题，如用于低剂量制剂时，满足要求的仪器（量入式注射器）可获得性和可操作性的问题，本法与装量差异检查法对供试品取样量、判断标准不同而引入的矛盾，和技术本身有待进一步改进以及如何与国外药典的接轨等方面，需要在今后各版药典中不断地解决和完善。

第六节 粒度与粒度分布测定法

一、简述

粒度系指颗粒的粗细程度及粗细颗粒的分布,本法用于测定原料药和药物制剂的粒子大小或粒度分布。

《中国药典》2020 年版(通则0982)粒度测定法项下有3 种不同的测定方法,第一法(显微镜法)、第二法(筛分法)、第三法(光散射法);其中第一、第二法用于测定药物制剂的粒子大小或限度,第三法用于测定原料药和药物制剂的粒度分布。应根椐药典品种正义或制剂通则的规定,选用检测方法。

筛分法是按粒子大小分布将粉末和颗粒分类的最古老的方法之一。对于仅以粒子大小为基础进行分类的粉末来说,筛分法是绝好的方法,而且在大多数情况下分析能在干燥状态下进行。筛分法的局限性是它需要一定重量的样粉(通常为至少25 g,取决于粉末或颗粒的密度和试验筛的直径),以及它对筛分容易堵塞筛网小孔的油性或其他黏性粉末存在困难。

二、操作方法

(一)第一法:显微镜法

本法中的粒度,系以显微镜下观察到的长度表示。

本法适用于混悬型眼用制剂、混悬型软膏剂、混悬型凝胶剂等制剂以及各品种项下规定的粒度检查。

仪器与用具:显微镜,镜台测微尺和目镜测微尺(直尺式);盖玻片、载玻片,计数器二。

第二法:(筛分法)。

筛分法一般分为手动筛分法、机械筛分法、空气喷射筛分法。本法适用于局部用散剂、颗粒剂、制剂中间体和原料药的粒度测定。手动筛分法又分为单筛分法和双筛分法。

仪器与用具:分析天平根据称样量选用适当的天平,标准药筛(各品种项下规定的药筛号)并备有筛盖和密合的接受容器,用前应干燥。

1. 单筛分法

散剂粒度检查法:除另有规定外,取供试品约10 g,精密称定,化学药散剂通过七号筛(中药通过六号筛),筛上加盖,并在筛下配有密合的接受容器,按水平方向旋转振摇至少3 min,并不时在垂直方向轻叩筛。取筛下的颗粒及粉末,称定重量,计算其所占比例(%),不应低于95%。

2. 双筛分法

(1)除另有规定外,取单剂量包装的颗粒剂 5 包(瓶)或多剂量包装的颗粒剂 1 包(瓶),称定重量,置该剂型或品种项下规定的上层小号筛中(下层大号筛下配以密合的接受容器),筛上加盖。

(2)保持水平状态过筛,左右往返,边筛动边拍打 3 min。

(3)取不能通过小号筛和能通过大号筛的颗粒及粉末,称定重量,计算其所占比例(%)。

取一号筛置于五号筛之上,于五号筛下配以密合的接受容器。

第三法略。

三、注意事项

1. 实验时需注意环境湿度,防止样品吸水或失水,除另有规定外,一般控制相对湿度在45%左右为佳。对易产生静电的样品,可加入不多于0.5%的胶质二氧化硅和(或)氧化铝等抗静电剂,以减小静电作用产生的影响。

2. 取样前,样品应混合均匀,这对粒度分析结果的准确性至关重要。

3. 手动筛分时,应注意过筛幅度、频率、时间和振动力度对结果的影响。筛动时间过长或振动力太大,颗粒间会互相撞击破碎,也可引起误差。

4. 在筛网多次使用后往往发生变形及阻塞,会造成较大的误差,所以在使用后必须小心清洗并定时重新校准筛孔大小,理想的清洗药筛的方法是采用空气流或水流。如仍有颗粒残留在孔隙中,可使用刷子小心轻刷。

四、记录与计算

1. 记录检验日期、实验环境的相对湿度、温度。

2. 所用药筛的筛号,天平型号。

3. 每次称量数据(取三位有效数字)。

4. 计算百分率(取二位有效数字)或有效数字的数位应与标准规定相一致。

五、结果与判定

1. 局部用散剂(采用单筛分法)除另有规定外,化学药散剂通过七号筛(中药通过六筛)的粉末重量,如不低于供试量的95%,判为符合规定。低于供试量的95%,则判为不符合规定。

2. 颗粒剂(采用双筛分法)除另有规定外,不能通过一号筛(2000 μm)与能通过五号筛(180 μm)的颗粒和粉末的总和如不超过供试量的15%,判为符合规定。超过供试量的15%,则判为不符合规定。

第八章
中药其他方法

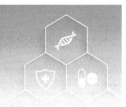

第一节 浸出物测定法

浸出物测定法系指用水、乙醇或其他适宜溶剂,有针对性地对药材及制剂中可溶性物质进行测定的方法。适用于有效成分尚不清楚或确实无法建立含量测定和虽建立含量测定,但所测含量甚微的药材及制剂。是控制药品质量的指标之一。

浸出物测定应选择对有效成分溶解度大,非有效成分或杂质溶解度小的溶剂。

本法根据采用溶剂不同可分为:水溶性浸出物、醇溶性浸出物及挥发性醚浸出物等3种测定法。

一、仪器与用具

1. 分析天平感量 0.1 mg。

2. 药筛:二号筛、四号筛。

3. 锥形瓶:100 ~ 250 mL、250 ~ 300 mL。

4. 移液管:20 mL、25 mL、50 m、100 mL。

5. 蒸发皿:50 mL。

6. 干燥器直径约 30 cm。

7. 电烘箱温度 50 ~ 300 ℃,控温精度±1 ℃。

8. 电炉或电热套、水浴锅(可调温)。

9. 冷凝管。

10. 索氏提取器。

二、试药

乙醇、乙醚等均为分析纯。

干燥剂五氧化二磷为化学纯。

三、操作方法

1. 水溶性浸出物测定法

测定用的供试品须粉碎,过二号筛(丸剂剪碎,其他制剂按各品种项下规定),并混合均匀。

(1)冷浸法:取供试品约 4 g,精密称定,置 250~300 mL 锥形瓶中,精密加水 100 mL,密塞,冷浸,前 6 h 内时时振摇,再静置 18 h,用干燥滤器迅速滤过。

精密量取续滤液液 20 mL,置已干燥至恒重的蒸发皿中,在水浴上蒸干后,于 105 ℃干燥 3 h,移置干燥器中,冷却 30 min,迅速精密称定重量,除另有规定外,以干燥品计算供试品中水溶性浸出物的含量(%)。

(2)热浸法:取供试品约 2~4 g,精密称定,置 100~250 mL 的锥形瓶中,精密加入水 50~100 mL,密塞,称定重量;静置 1 h 后,连接回流冷凝管,加热至沸腾,并保持微沸 1 h。放冷后,取下锥形瓶,密塞,称定重量,用水补足减失的重量,摇匀,用干燥滤器滤过。精密量取滤液 25 mL,置已干燥至恒重的蒸发皿中,在水浴上蒸干后,于 105 ℃干燥 3 h,移置干燥器中,冷却 30 min,迅速精密称定重量,除另有规定外,以干燥品计算供试品中水溶性浸出物的含量(%)。回流冷凝管

2. 醇溶性浸出物测定法

照水溶性浸出物测定法测定(热浸法须在水浴上加热),以各品种项下规定浓度的乙醇代替水为溶剂。

操作详见水溶性浸出物测定法。

3. 挥发性醚浸出物测定法

测定用的药材供试品需粉碎,过四号筛(丸剂剪碎,其他制剂按各品种项下规定),并混合均匀。取 2~5 g,精密称定,置五氧化二磷干燥器中干燥 12 h,置索氏提取器中加乙醚适量,加热回流 8 h,取乙醚液。置干燥至恒重的蒸发皿中,放置,挥去乙醚,残渣置五氧化二磷干燥器中干燥 18 h,精密称定,缓缓加热至 105 ℃,并于 105 ℃干燥至恒重。其减失重量即为挥发性醚浸出物的重量,计算即得。

四、注意事项

1. 浸出物测定,供试品应测定 2 份,2 份的平均偏差应小于 5%。

2. 凡以干燥品计算,操作时同时取供试品测定水分含量,计算时扣除水分的量。凡未规定水分检查的制剂,浸出物含量可以不以干燥品计。

3. 对于浸出物含量较高的供试品,在水浴上蒸干时应注意,先蒸至近干,然后旋转至蒸发皿使浸出物均匀平铺于蒸发皿中,最后再蒸干。

4. 挥发性醚浸出物测定时"残渣置五氧化二磷干燥器中,干燥 18 小时"一步操作主

要目的是除去醚浸出物的水分,以防止在下一步加热操作中水分蒸发干扰测定,如果水分较多应及时更换干燥器中的五氧化二磷干燥剂。蜜丸测定挥发性醚浸出物时,供试品应尽量剪碎,以提高浸出效率。

5. 以有机试剂作为浸出溶剂,过滤时动作要迅速,防止因有机试剂挥发带来的干扰。

6. 玻璃蒸发皿较陶瓷蒸发皿更加容易保持恒重,建议试验中使用玻璃蒸发皿。

五、记录与计算

1. 记录

记录精密加水(或乙醇)体积、冷浸、加热回流的时间、精密量取滤液的体积、干燥的温度、时间,蒸发皿恒重的数据,供试品称量的数据,干燥后及干燥至恒重的数据。

2. 计算

水(醇)溶性浸出物(%)=

$$\frac{(浸出物及蒸发皿重-蒸发皿重) \times 加水(乙醇)的体积 \times 100\%}{供试品的重量 \times (1-水分\%) 量 \times 取滤液的体积}$$

挥发性醚浸出物(%)=

$$\frac{(105\ ℃干燥前浸出物及蒸发皿重-105\ ℃干燥后浸出物重及蒸发皿重) \times 100\%}{供试品的重量}$$

第二节　灰分测定法

灰分是指供试品在规定的条件下,经炽灼后,所得残渣的含量(%)。本法适用于药材及其制剂的灰分检查。灰分测定法有总灰分测定法和酸不溶性灰分测定法。总灰分是指药材或制剂经加热炽灼灰化后遗留的无机物。酸不溶性灰分是指总灰分加入稀盐酸后的不溶性灰分,即主要是不溶于稀盐酸的砂石、泥土等硅酸盐类化合物。

一、仪器与用具

1. 分析天平感量 0.1 mg。

2. 高温电炉最高温度不低于 800 ℃,控温精度±5 ℃。

3. 干燥器(普通,玻璃)。

4 瓷坩埚。

二、试药与试液

盐酸(AR 级)、硝酸铵(AR 级)、硝酸银(AR 级)。

三、方法

1. 总灰分测定法

恒重空坩埚:取洁净的空坩埚,置马弗炉内500~600 ℃灼烧数小时(一般2 h以上),关闭电源,待温度降至200 ℃以下,取出,置干燥器中,室温冷却30 min,精密称量,再在上述条件下炽灼1 h,室温冷却30 min,精密称量,至连续两次称量的差异不超过0.3 mg为止。

取供试品,混合均匀(如为较大体积的供试品,一般先粉碎使能通过二号筛)。分取约2~3 g(如须测定酸不溶性灰分,可取供试品3~5 g),置炽灼至恒重的坩埚中,称定重量(准确至0.01 g),平铺于坩埚底部。放电炉上半盖锅盖,小火缓缓炽热,注意避免燃烧,至完全炭化(不冒黑烟),盖上锅盖,放入高温电炉中,温度逐渐升高至500~600 ℃,炽灼数小时(5 h),使完全灰化并至恒重,根据残渣重量,计算供试品中总灰分的含量(%)。

2. 酸不溶性灰分测定法:取总灰分项下所得的灰分,取下锅盖,在坩埚中小心加入稀盐酸约10 mL,用锅盖覆盖坩埚,置水浴上加热10 min,锅盖用热水5 mL冲洗,洗液并入坩埚中,用无灰滤纸滤过,坩埚内的残渣用水洗于滤纸上,并洗涤至洗液不显氯化物反应为止,滤渣连同滤纸移至同一坩埚中,置电炉上,半盖锅盖,缓缓加热,至完全不冒黑烟时,盖上锅盖,转入马弗炉中逐渐升高温度至500~600 ℃,炽灼5 h使完全灰化,关闭马弗炉,待温度降至200 ℃以下,取出,移置干燥器中,关闭马弗炉,室温冷却30 min,精密称量,再炽灼、称重。再在上述条件下炽灼1 h,室温冷却30 min,精密称量,至连续两次称量的差异不超过0.3 mg为止,或根据残渣重量,计算供试品中酸不溶性灰分的含量(%)。

四、注意事项

1. 如供试品不易灰化,可将坩埚放冷,加热水或10%的硝酸铵溶液2 mL,使残渣湿润,然后置水浴上蒸干,残渣照前法炽灼,至坩埚内容物完全灰化。

2. 取供试品于电炉上炽热时,应注意避免燃烧。

3. 举例:山茱萸灰分的测定。

(1)可采用四分法:将所有样品摊成正方形,依对角线划"×",分成4等份,取对角2分,如上操作反复至实验室所用量。

(2)粉碎

1)如果样品个头较大,或纤维性较强的,应用刀劈成小块(黄豆大小即可)。

2)粉碎机使用时盖好盖子,盖子上垫一块布,手隔布按紧盖子,再插插座。打开开关连续开机不能超过1 min,手摸电机位置发热时应立即关机,粉碎过程中听到机器发出异常声音应立即关机,防止烧坏电机或卡断刀片,切断电源后才能打开盖子,注意安全。

3)粉末按规定过2号筛,不得丢弃渣子,应全部粉碎过筛混匀,粉末应及时密塞保存防止吸潮。

（3）称样（称取 1 份）一般取 2 ~ 3 g（如需测定酸不溶性灰分，可取 3 ~ 5 g）。

1）样品放冷后开始称样。

2）记录天平室温湿度、日期、仪器编号。

3）坩埚先恒重。

4）先查看天平内是否洁净，洁净后天平调平衡，拿坩埚的手应戴手套，称样时注意不要弄撒，天平读数平衡时记录，称样应尽快完成，防止吸潮。

5）称完样后，关闭天平门，天平归零，清洁天平及实验台面，填写天平使用记录。

（4）将坩埚放在电炉上，盖子斜盖，漏一小缝，使烟气即时排出，且与空气接触面积不大，不易造成灼烧，利于炭化；打开电炉，电炉温度不易过高，缓缓升高温度。

（5）灰化：将样品放入马弗炉内，如上所述漏一小缝，防止药品在高热条件下逸出，关好门，将温度设置至 500 ~ 600 ℃（马弗炉最高温度不能低于 800 ℃，精度不得超过 ±5 ℃）；炽灼相应时间后，关闭马弗炉打开炉门降温至 200 ℃左右，取出放入干燥器内放凉，注意从马弗炉内取出时的温度一致，在干燥器内放置的时间一致。干燥器内坩埚数目不亦过多（温度过高不易冷却）；干燥器放置环境应保持一致。样品若不易灰化，可将坩埚放冷，加热水或 10% 硝酸铵溶液 2 mL，使残渣湿润然后在水浴上蒸干，照前法炽灼至坩埚内容物完全灰化。

（6）恒重的前后 2 次之间炽灼时间至少 30 min，记录计算。

（7）酸不溶性灰分主要测定不能灰化且不溶于酸的土灰及沙石等。取盐酸约 10 mL 过滤用无灰滤纸转移干净无灰滤纸灰分 0.01%（定量），定性滤纸灰分 0.15%。

五、记录与计算

1.记录

（1）炽灼时的温度，炽灼时间。

（2）记录坩埚重量 W1，坩埚+供试品重量 W2。

（3）记录炽灼后各次的称量数据。

（4）记录炽灼后恒重的数据 W3。

2.计算公式

$$灰分 = \frac{W3-W1}{W2-W1} \times 100\%$$

六、结果与判定

结果按有效数字修约规则进行修约后，使之与标准中规定限度有效位数一致，其数值小于或等于限度值时，判为符合规定，其数值大于限度值时，则判为不符合规定。

第九章
分析天平使用与称量

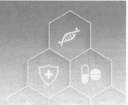

第一节 概 述

一、称量

称量是分析操作中的常用步骤,也是最重要的操作之一。称量极易引入分析误差。因此,称量过程对于分析结果准确性影响至关重要。为保证分析称量结果的准确、稳定和可靠,良好的称量操作、使用精度足够的分析天平、维护天平的稳定、可靠以及合适的称量环境都是十分重要的

1. 分析天平的感量为 0.1 mg、0.01 mg 或 0.001 mg,用于比较精密的检验工作中称量,如药品的含量测定,对照品的称量,滴定液的标化,微量水分的测定等。

2. 以杠杆原理构成的天平为机械天平;以电磁力平衡原理,直接显示质量读数的天平为电子天平。

二、天平室要求

1. 天平室应靠近实验室,便于操作;应远离震源,并防止气流和磁场干扰。

2. 天平室要求干燥明亮,光线均匀柔和,阳光不得直射在天平上。

3. 为便于天平的保养和保持环境的相对湿度,感量为 0.001 mg 的天平,应单室放置。

4. 天平室地面不得起灰,墙壁和屋顶平整,不得有脱落物。

5. 天平台应稳固、平稳,用混凝土结构为好,台面应水平而光滑,一般用水磨石;牢固防震、防静电,有合适的高度与宽度。

6. 天平室温度应相对稳定,一般应控制在 10~30 ℃,保持恒温;相对湿度一般在70%以下,室内应备有温度计和湿度计,一般采用空调和吸湿机调节温度和湿度,并保持天平内外温度和湿度趋于一致。

7. 天平室电源要求相对稳定,电压变化要小。

8. 天平室内除存放与称量有关的物品外,不得存放其他物品。不得在天平室内转移具有腐蚀性或挥发性的液体和固体。

第二节 分析天平的使用

一、使用前的准备。

1. 根据所称取物质的量和准确度的要求,选择适宜的天平。要求精密称定时,当取样量大于 100 mg,选用感量为 0.1 mg 的天平,在 100 ~ 10 mg 选用感量为 0.01 mg 的天平,小于 10 mg 选用感量为 0.001 mg 的天平。

2. 选择好适宜的天平后,在使用天平前,应检查该天平的使用登记记录,了解天平前一次使用情况以及天平是否处于正常可用状态。并检查水准器内的气泡是否位于水准器圆的中心位置,否则应予调节天平处于水平状态。

3. 检查天平盘内是否干净,必要时用软毛刷将天平盘上的灰尘轻刷干净。

4. 检查硅胶是否变色,若是,应及时更换。

5. 称量前,应先调好零点。

6. 称量时使用的器皿,应根据称量需要选用大小适宜的称量瓶。

7. 称量时应戴上称量手套。

二、电子分析天平的使用。

1. 接通电源,打开电源开关和天平开关,预热至少 30 min 以上。也可于上班时预热至下班关断电源,使长期处于预热状态。

2. 调整零点,天平预热后,按使用说明书调整零点,一般电子天平均装有自动调零钮,轻轻按动即可自动调零。

3. 天平自检,一般电子天平设有自检功能,应按使用说明书进行。

三、称量操作方法

1. 减量法

(1)使用电子分析天平,打开天平后显 0.000 时,在秤盘上放入盛有供试品的称量瓶,记录重量 W_1,取下称量瓶,取出所需供试品量后,再放入称盘,记录重 W_2,两次重量之差 $W_1 - W_2$ 即得称取供试品重量。

(2)减量法称量能够连续取若干份供试品,节省称量时间。

2.增量法

（1）使用电子分析天平，打开天平后显 0.0000 时，在秤盘上放入称量瓶，称重为 W_1，如需除去称量瓶重，可按一下控制板回零。将需称量的供试品直接置入称量瓶中，记录供试品与称量瓶重量 W_2，$W_2 - W_1$ 即为称取供试品重量；如消除称量瓶重量后再称重，则显示的数值即为称取供试品重量。

（2）需称取准确重量的供试品，常采用增量法。

四、注意事项

1. 天平室空调的冷气/暖气，不宜直接吹入天平室，应由天花板隔离进风。

2. 分析天平不要放置在空调器下的边台上。搬动过的分析天平必须校正好水平，并对天平的计量性能作全面检查，无误后才可使用。

3. 开启或关闭天平的动作应轻缓仔细。

4. 称量时，不要开动和使用前门，以防呼吸出的热量、水汽和二氧化碳及气流影响称量。

5. 砝码只允许用专用镊子取夹，绝不允许用手直接接触砝码；砝码只能放在砝码盒或天平盘上，绝不可放在其他任何地方；每一台天平只能使用其专用砝码。

6. 称取吸湿性、挥发性或腐蚀性物品时，应将称量瓶盖紧后称量，且速度尽量快，注意不要将被称物（特别是腐蚀性物品）洒落在称盘或底板上；称量完毕，被称物及时带离天平室。

7. 同一个试验应在同一台天平上进行称量，以免由称量产生误差。称量完毕，及时将所称供试品从天平内取出，关好天平门。

8. 电子分析天平不能称量有磁性或带静电的物体。

9. 不要让被称样品长时间放在天平上，因为样品与空气中水分或二氧化碳相互作用可能产生变化。

10. 称量完毕，应随时将天平复原，关闭电源，并检查天平周围是否清洁。

11. 称量完毕，应及时登记天平使用记录。

五、分析天平的维护与保养

1. 分析天平应按计量部门规定定期检定，并有专人保管，负责维护保养。

2. 经常保持天平内部清洁，必要时用软毛刷或绸布抹净或用无水乙醇擦净。

3. 天平内应放置干燥剂，常用变色硅胶，应定期及时更换。

4. 称量重量不得超过天平的最大载荷。

5. 电子分析天平，备有小型数据处理机者，其功能较多，不同的型号有所不同，应在详细阅读有关使用说明书后方可操作。

第十章
玻璃仪器的洗涤

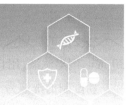

药品分析过程对实验用玻璃仪器的清洁度要求很高,若仪器不干净,在分析中引入污染物,会直接影响测定结果的准确度和精密度。所以,玻璃仪器的洗涤,是分析工作中的重要步骤,必须重视,对所有的玻璃仪器,一般要求洗净至不挂水珠。

第一节 洗涤剂

一、洗涤剂及其使用范围

1.最常用的洗涤剂有肥皂、洗衣粉、去污粉、洗洁精、洗液及有机溶剂等。肥皂、洗衣粉、去污粉等一般用于可以用刷子直接刷洗的玻璃仪器,如锥形瓶、烧杯、试剂瓶等。

2.洗液多用于不便使用刷子洗刷的玻璃仪器,如滴定管、移液管、容量瓶、比色管、玻璃垂熔漏斗、凯氏烧瓶等特殊要求与形状的玻璃仪器。

3.有机溶剂,如氯仿、乙醚、乙醇、丙酮、甲苯、汽油等可用于油脂性污物较多的仪器。

二、洗液的配制及使用

1.重铬酸钾洗液(清洁液):一般浓度为5%～10%的重铬酸钾硫酸溶液。

(1)配制法:铬酸洗液是由浓硫酸和重铬酸钾配制而成的(通常将 25 g$K_2Cr_2O_7$置于烧杯中,加 50 mL 水加热至 60 ℃以上溶解,然后在不断搅拌下,慢慢加入 450 mL 浓硫酸),呈深红褐色,具有强酸性、强氧化性,对有机物、油污等的去污能力特别强。

注意:①已变成绿色的洗液(重铬酸钾还原为硫酸铬的颜色,无氧化性),不能继续使用。可加入高锰酸钾氧化重生。

重铬酸钾:水:硫酸＝1:2:20 去污效果最好,没有水,则洗液不稳定且更危险,一般配制时要加入水。

②铬酸洗液中起作用的是重铬酸钾,浓硫酸氧化能力不够,重铬酸钾在强酸性环境中产生重铬酸,氧化能力很强。铬酸洗液变绿色失效后应妥善安置,不要直接排入下

水道。

（2）使用方法

将要洗的玻璃仪器用常水先冲洗，除去大量杂质，并将水沥干，再加入洗液浸泡 15 ~ 30 min，倒出洗液，用自来水冲净后，再用蒸馏水冲洗 3 次。

新配制的洗液为红褐色，氧化能力很强，洗液可反复使用，使用过久水分混入太多，便会减弱洗涤能力，当用至洗液由棕色变成绿色时，即失去了洗涤作用。

（3）注意事项

尽量避免水分混入，防止其稀释而逐渐减弱洗涤效力，为钡所污染的器皿不得用清洁液洗，因生成的硫酸钡很难从器皿壁上除去。

含有少量的有机溶媒（如乙醚、氯仿、丙酮）及强还原性物质等，能立刻使洗液全部破坏失效而变成绿色。应先用水冲洗后，再用洗液浸泡；被煤油、蜡所污染的器皿，不宜用清洁液洗，可用石灰乳或热稀碱液洗。

2.1% ~2% 硝酸钠浓硫酸溶液

取硝酸钠 1 ~ 2 g，用少量水溶解后，加入浓硫酸 100 mL 即得，本液用于玻璃垂熔漏斗等的洗涤。

3.醇制氢氧化钾液

取氢氧化钾 100 g，溶于 50 mL 水中，放冷后加工业酒精稀释至 1 000 mL 即得。本液用于洗涤油腻或有机物，洗涤效果较好。

4.高锰酸钾的氢氧化钠洗涤液

取高锰酸钾 4 g 溶于少量水中，缓缓加入 10% 氢氧化钠溶液 100 mL 即成。本液用于洗涤油腻或有机物，洗后在仪器上留有二氧化锰沉淀，可用盐酸或草酸溶液把它洗掉，因本液碱性较强，所以洗涤时间不宜过长。

5.碱性洗液

常用的有碳酸钠、碳酸氢钠。个别难洗的油污器皿也用氢氧化钠，这些稀碱溶液浓度一般都在 5% 左右，本品适用于洗涤油腻的非容量玻璃仪器，一般采用长时间浸泡法或浸煮法。

第二节　玻璃仪器的洗涤与要求

1.一般的玻璃仪器先用自来水冲洗一下，然后用洗衣粉、肥皂或去污粉擦洗，再用自来水清洗干净后，用蒸馏水冲洗 3 次。

2.对难洗的仪器，如滴定管、移液管、容量瓶及玻璃垂熔漏斗等，先用自来水冲洗后，沥干，用洗液浸泡后，再用自来水冲洗干净，最后用蒸馏水冲洗 3 次。

3. 洗涤效果的要求,洗净的玻璃仪器应不沾油腻不挂水珠,如果仍挂水珠,则需将仪器重复洗涤,直至达到要求为止。

4. 滴定管的洗涤:滴定管的外侧可用洗洁精刷洗,管内无明显油污的滴定管可直接用自来水冲洗,或用洗涤剂泡洗,但不可刷洗,以免划伤内壁,影响体积的准确测量。

若有油污不易洗净,可采用铬酸洗液洗涤。酸式滴定管可倒入铬酸洗液 10 mL 左右,把管子横过来,两手平端滴定管转动,直至洗涤液沾满管壁,直立,将铬酸洗液从管尖放出。

碱式滴定管则需将橡皮管取下,用小烧杯接在管下部,然后倒入铬酸洗液。铬酸洗液用后仍倒回原瓶内,可继续使用。用铬酸洗液洗过的滴定管先用自来水充分洗净后,再用适量蒸馏水荡洗 3 次,管内壁如不挂水珠,则可使用。

注意事项:碱式滴定管的玻璃尖嘴及玻璃珠用铬酸洗液洗过后,用自来水冲洗几次后再装好,这时,用自来水和蒸馏水洗涤滴定管时要从管尖放出,并且改变捏的位置,使玻璃珠各部位都得到充分洗涤。

5. 容量瓶的洗涤:倒入少许铬酸洗液摇动或浸泡,铬酸洗液倒回原瓶。先用自来水充分洗涤后,再用适量蒸馏水荡洗 3 次。

6. 移液管的洗涤:用洗耳球吸取少量铬酸洗液于移液管中,横放并转动,至管内壁均沾上洗涤液,直立,将洗涤液自管尖放回原瓶。用自来水充分洗净后,再用蒸馏水淋洗 3 次。

第十一章
化学实验室安全知识

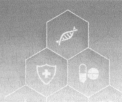

一、防护用品

1. 实验服(工作服、隔离服)。

2. 防护镜。

3. 隔热手套。

4. 防毒面具。

二、穿着规定

1. 进入实验区域要穿上实验服。

2. 不能穿凉鞋或拖鞋。

3. 戴防护眼镜。

三、实验室安全常识

人们在长期的化学实验工作过程中,总结了关于实验室工作安全的一句俗语:"水、电、门、窗、气、废、药"这七个字,涵盖了实验室工作中使用水、电、气体、试剂、实验过程产生的废物处理和安全防范的关键字眼。

四、安全措施

下面分别对上述问题进行讨论:

1. 实验室用水安全:使用自来水后要及时关闭阀门,尤其遇突然停水时,要立即关闭阀门,以防来水后跑水。离开实验室之前应再检查自来水阀门是否完全关闭(使用冷凝器时较容易忘记关闭冷却水)。

2. 实验室用电安全:实验室用电有十分严格的要求,不能随意。必须注意以下几点。

(1)所有电器必须由专业人员安装。

(2)不得任意另拉、另接电线用电。

(3)在使用电器时,先详细阅读有关的说明书及资料,并按照要求去做。

（4）所有电器的用电量应与实验室的供电及用电端口匹配,决不可超负荷运行,以免发生事故。谨记:任何情况下发现用电问题(事故)时,首先关闭电源。

（5）发生触电事故的应急处理:如若遇触电事故,应立即使触电者脱离电源——拉下电源或用绝缘物将电源线拔开(注意千万不可徒手去拉触触电者,以免抢救者也被电流击倒)。同时,应立即将触电者抬至空气新鲜处。

3. 实验室用火(热源)安全:目前,实验过程使用的热源大多用电,但也有少数直接用明火(如用酒精灯)。不管采用什么形式获得热源都必须十分注意用火(热源)的规定及要求如下。

（1）使用燃气热源装置,应经常对管道或气罐进行检漏,避免发生泄漏引起火警。

（2）加热易燃试剂时,必须使用水浴、油浴或电热套,绝对不可使用明火。

（3）若加热温度有可能达到被加热物质的沸点,则必须加入沸石(或碎瓷片),以防暴沸伤人,实验人员不应离开实验现场。

（4）用于加热的装置,必须是正规厂家的产品,不可随意使用简便的器具代用。如果在实验过程发生火灾,第一时间要做的是将电源和热源(或煤气等)断开。起火范围小可以立即用合适的灭火器材进行灭火,但若火势有蔓延趋势,必须同时立即报警。水虽是人所共知的常用灭火材料,但在化学实验室的灭火中要慎用。因为大部分易燃的有机溶剂都比水轻,会浮在水面上流动,此时用水灭火,非但不能灭火反而使火势扩大蔓延;还有的溶剂与水发生剧烈的反应产生大量的热能引起燃烧加剧,甚至爆炸。

4. 实验室使用压缩气的安全使用压缩气(钢瓶)时应注意如下。

（1）压缩气体钢瓶有明确的外部标志,内容气体与外部标志一致。

（2）搬运及存放压缩气体钢瓶时,一定要将钢瓶上的安全帽旋紧。

（3）搬运气瓶时,要用特殊的担架或小车,不得将手扶在气门上,以防气门被打开。气瓶直立放置时,要用铁链等进行固定。

（4）开启压缩气体钢瓶的气门开关及减压阀时,旋开速度不能太快,而应逐渐打开,以免气流过急流出,发生危险。

（5）瓶内气体不得用尽,剩余残压一般不应小于数百千帕,否则将导致空气或其他气体进入钢瓶,再次充气时将影响气体的纯度,甚至发生危险。

5. 化学实验废液(物)的安全处理:由于化学实验室的实验项目繁多,所使用的试剂与反应后的废物也大不相同,对一些毒害物质不能随手倒在水槽中。例如:氰化物的废液,若倒入强酸的介质中将立即产生剧毒的 HCN,故此,一般将含有氰化物的废液倒入碱性亚铁盐溶液中使转化为亚铁氰化物盐类,再作废液集中处理。又如重铬酸钾标准溶液是常用标准溶液之一,剩的重铬酸钾溶液应将其转化为三价铬再作废液处理,决不允许未经处理就倒入下水道。

（1）含汞盐废液的处理:将废液调至 pH 8 ~ 10,加入过量的硫化钠,使其生成硫化汞沉淀,再加入共沉淀剂硫酸亚铁,生成的硫化铁吸附溶液中悬浮的硫化汞微粒而生成共沉淀。弃去清液,残渣用焙烧法回收汞或再制成汞盐。

(2)含砷废液的处理:加入氧化钙,pH 调节至 8,生成砷酸钙和亚砷酸钙沉淀。或 pH 值调节至 10 以上,加入硫化钠与砷反应,生成难溶低毒的硫化物沉淀。

(3)含铅、镉废液:用消石灰将 pH 调节至 8～10,使 Pb_{2+}、Cd_{2+} 生成 $pb(OH)_2$ 和 $Cd(OH)_2$ 沉淀,加入硫化亚铁作为共沉淀剂,使之沉淀。

(4)含氰废液用氢氧化钠调节 pH 值至 10 以上,加入过量的高锰酸钾(3%)溶液,使 CN^- 氧化分解。如 CN^- 含量高,可加入过量的次氯酸钙和氢氧化钠溶液。

(5)含氟废液加入石灰生成氟化钙沉淀。

6. 化学实验室的安全防范:由于化学实验室一般都存放有化学试剂、易燃易爆的气体、有机溶剂等,因此,必须十分重视实验室的安全防范工作。对所有在实验室工作的人员,都必须进行安全教育,使所有人员都知道如何安全地进行工作和学习,更应该知道当事故发生时,应如何面对和采取怎样的应急措施。

综上所述,实验室的安全十分重要,所有人员必须遵守实验室的规则,使大家都有一个安全的工作和学习环境。

第十二章
药品检验记录书写细则

检验记录是出具检验报告书的依据,是进行科学研究和技术总结的原始资料;为保证药品检验工作的科学性和规范化,检验记录必须做到:记录原始、真实,内容完整、齐全,书写清晰、整洁。

第一节　检验记录的基本要求

1. 原始检验记录应采用统一的活页记录纸和各类专用检验记录表格,并用蓝黑(或碳素)墨水钢笔或黑色水笔书写(显微绘图可用铅笔)。凡用微机打印的数据与图谱,应剪贴于记录上的适宜处,并有操作者签名;如系用热敏纸打印的数据,应以蓝黑(或碳素)墨水钢笔或黑色水笔将主要数据记录于记录纸上。

2. 检验人员在检验前,应注意检品标签与所填检验卡的内容是否相符,逐一查对检品的编号、品名、规格、批号和有效期、生产单位或产地、检验目的和收检日期,以及样品的数量和包装(封签)情况等。并将检品的编号、品名、批号、规格、生产单等信息记录于检验记录纸上。

3. 检验记录中,应先写明检验的依据。凡按中国药典、部颁标准、国家食品药品监督管理总局标准等国家标准或国外药典检验者,应列出标准名称、版本和页数。

4. 检验过程中,可按检验顺序依次记录各检验项目,内容包括:项目名称,检验日期,操作方法(如系完全按照检验依据中所载方法,可简略扼要叙述;但如稍有修改,则应将改变的部分全部记录),实验条件(如实验温度,仪器名称、型号和校正情况等),观察到的现象(不要照抄标准,而应是简要记录检验过程中观察到的真实情况,遇有反常的现象,则应详细记录,并鲜明标出,以便进一步研究),实验数据,计算(注意有效数字和数值的修约及其运算)和结果判断等;均应及时、完整地记录,严禁事后补记或转抄。如发现记录有误,可用单线划去并保持原有的字迹可辨,不得擦抹涂改并应在修改处签名或盖章,以示负责。检验或试验结果无论成败(包括必要的复试),均应详细记录、保存。对废弃的数据或失败的实验,应及时分析其可能的原因,并在原始记录上注明。

5. 检验中使用的标准品或对照品(或对照药材)等应记录其来源、批号和使用前处理;用于含量(或效价)测定的,应注明其含量(或效价)和干燥失重(或水分)。

6. 每个检验项目均应写明标准中规定的限度或范围,根据检验结果作出单项结论(符合规定或不符合规定)。

7. 在整个检验工作完成之后,应将检验记录按顺序逐页编号,并对本检品做出明确的检验结论。检验人员签名后,校对人员对所采用的标准、内容的完整性,以及计算结果和结论判断的无误等进行校核并签名。

8. 检验原始记录的打印

(1) [性状]项的实际性状描述如颜色、大小、气味,一律用蓝黑(或碳素)墨水钢笔或黑色水笔书写,不得打印。

(2) [鉴别]项操作方法和实验过程可按标准描述打印,实验结果:如颜色、波长、熔点(例如:熔点为 120～125 ℃)、折光率(例如:折光率为 1.423)等需用蓝黑(或碳素)墨水钢笔或黑色水笔书写,不得打印。

(3) [检查]、[含量测定]项操作方法和实验过程可按标准描述打印,取样、称量、溶解、稀释、滴定液(标准溶液)浓度、滴定管编号、消耗滴定液体积及校正值、空白试验数据、计算公式及测定结果、单项结论等一律用蓝黑(或碳素)墨水钢笔或黑色水笔书写。

(4) 标准中规定有幅度的内容,如加某试液 3～5 滴等情况,必须用蓝黑(或碳素)墨水钢笔或黑色水笔填写滴加的实际数据。

(5) 实验日期、室温、相对湿度、标准品或对照品等的来源、批号、含量(或效价)等应用蓝黑(或碳素)墨水钢笔或黑色水笔填写在适当位置。

(6) 实验过程中出现的异常现象应做详细记录,不得打印。

(7) 原始记录中需打印的内容应统一使用小四号宋体,字间距为标准间距,行距按 1.5 倍进行打印。

第二节　对每个检验项目记录的要求

检验记录中,可按实验的先后,依次记录各检验项目,不强求与标准上的顺序一致。项目名称应按药品标准规范书写,不得采用习用语,如将片剂的"重量差异"记成"片重差异",或将"崩解时限"写成"崩解度"等。最后应对该项目的检验结果给出明确的单项结论。多批号供试品同时进行检验时,如结果相同,可只详细记录一个编号(或批号)的情况,其余编号(或批号)可记为同编号(或批号)××××××的情况与结论或记为×批均×××　×,如遇有结果不同时,则应分别记录。

一、性状

1. 外观性状:原料药应根据检验中观察到的情况如实描述药品的外观,不可照抄标准上的规定。如标准规定其外观为"白色或类白色的结晶或结晶性粉末",可依观察结果记录为"白色结晶性粉末"。标准中的臭、味和引湿性(或风化性)等,一般可不予记录,但遇异常时,应详细描述。制剂应描述供试品的颜色和外形,如:①本品为白色片;②本品为糖衣片,除去糖衣后显白色;③本品为无色澄明的液体。外观性状符合规定者,也应做出记录,不可只记录"符合规定"这一结论;对外观异常者(如变色、异臭、潮解、碎片、花斑等)要详细描述。中药材应详细描述药材的外形、大小、色泽、外表面、质地、断面、气味等。

2. 相对密度:记录采用的方法(比重瓶法或韦氏比重秤法),测定时的温度,测定值或各项称量数据,计算式与结果。

(1)比重瓶法应记录比重瓶类型、天平型号、测定温度、各项称量数据、供试品重量等,其计算公式为:

$$供试品的相对密度=\frac{供试品重量}{水重量}$$

(2)采用韦氏比重秤法应记录测定温度、韦氏比重秤的型号、读取数值等。

3. 旋光度:记录仪器名称、型号及编号,测定时的温度,供试品的称量及其干燥失重或水分,供试液的配制,旋光管的长度,零点(或停点)和供试液旋光度的测定值各 3 次的读数,平均值,以及比旋度的计算等,并按要求记录。

4. 吸收系数:记录仪器名称、型号及编号与狭缝宽度,供试品的称量(平行试验 2 份)及其干燥失重或水分,溶剂名称与检查结果,供试液的溶解稀释过程,测定波长(必要时应附波长校正和空白吸收度)与吸收度值(或附仪器自动打印记录),以及计算式与结果等,按要求详尽记录。

二、鉴别

1. 显色反应或沉淀反应:记录简要的操作过程,供试品的取用量,所加试剂的名称与用量,反应结果(包括生成物的颜色,气体的产生或异臭,沉淀物的颜色,或沉淀物的溶解等)。采用药典附录中未收载的试液时,应记录其配制方法或出处。多批号供试品同时进行检验时,如结果相同,可只详细记录一个批号的情况,其余批号可记为同编号××××××的情况与结论或记为×批均××××,遇有结果不同时,则应分别记录。

2. 薄层色谱:记录室温及湿度,仪器名称、型号及编号,薄层板所用吸附剂,供试品的预处理,供试液与对照液的配制及其点样量,展开剂、展开距离、显色剂,色谱示意图;必要时计算出 Rf 值,并按要求记录。

3. 液相色谱:如为引用检查或含量测定项下所得的色谱数据,记录可以简略,但应注明检查(或含量测定)项记录的页码。

4. 可见一紫外吸收光谱特征:除供试品为1份外,同吸收系数项下的要求。

5. 离子反应:记录供试品的取样量,简要的试验过程,观察到的现象、结论。

三、检查

1. pH值(包括原料药与制剂采用pH值检查的"酸度、碱度或酸碱度"):记录仪器的名称、型号及编号,室温,定位用标准缓冲液的名称,校准用标准缓冲液的名称及其校准结果,供试溶液的制备,测定结果,并按规定记录。

2. 溶液的颜色:记录供试品溶液的制备方法、浊度标准液的级号,标准比色液的色调与色号或所用分光光度计的型号和测定波长,比较(测定)结果。溶液的颜色第一法:应记录供试品溶液制备方法、标准比色液的色调色号、比较结果等。溶液的颜色第二法:应记录供试品溶液制备方法、仪器型号与测定波长、测得读数等。溶液的颜色第三法:本法是通过色差计直接测定药品溶液的透射三刺激值,对其颜色进行定量表述和分析的方法。当供试品溶液的颜色处于合格边缘,目视难于准确判断时,以及供试液与标准比色液色调不一致时,更可显示本法的优点与适用性。应记录仪器的名称、型号及编号,供试品溶液制备方法、水对仪器校准值、标准比色液的色调色号、测定值、供试品溶液对水的色差值△E＊及标准比色液对水的色差值△E＊等。

3. 干燥失重:记录分析天平的型号及编号,干燥条件(包括温度、真空度、干燥剂名称、干燥时间等),各次称量(失重为1%以上者应作平行试验2份)及恒重数据(包括空称量瓶重及其恒重值,取样量,干燥后的恒重值)及计算等。

4. 炽灼残渣(或灰分):记录炽灼温度,仪器名称、型号及编号,空坩埚恒重值,供试品的称量,炽灼后残渣与坩埚的恒重值,计算结果。

5. 重金属:记录采用的方法,供试液的制备,标准溶液的浓度和用量,比较结果。必要时应记录供试品溶液的前处理方法。

6. 砷盐:记录采用的方法,供试液的制备,标准溶液的浓度和用量,比较结果。

7. 最低装量检查法:记录室温、标示装量、仪器及编号(或型号);每个容器内容物读数(mL)或每个供试品重量与其自身容器重量,并计算出每个容器装量、平均装量及结论。

8. (片剂或滴丸剂的)重量差异:记录20片(或丸)的总重量及其平均片(丸)重,限度范围,每片(丸)的重量,超过限度的片(丸)数,结果判断,仪器名称、型号及编号,并按要求记录。

9. 溶出度(或释放度):记录仪器名称、型号及编号,采用的方法,转速,介质名称及其用量,取样时间,限度(Q),测得的各项数据(包括供试溶液的稀释倍数和对照溶液的配制),计算结果与判断,并按要求记录。

10. 崩解时限:记录仪器名称、型号及编号,介质名称和温度,是否加挡板,在规定时限(注明标准中规定的时限)内的崩解或残存情况,结果判断。

11. (注射液或滴眼剂)可见异物:注明注射剂属肌注或静注型注射液,记录检查的总支(瓶)数,光照度,仪器名称、型号及编号,检查时限,观察到的异物名称和数量,不合格的支(瓶)的数,结果判断(保留不合格的检品作为留样,以供复查)。

12. (颗粒剂的)粒度:记录供试品的取样量,不能通过一号筛和能通过五号筛的颗粒和粉末的总量,计算结果与判断。

四、浸出物

记录供试品的称量(平行试验 2 份)、溶媒,蒸发皿的恒重,浸提方式、时间,浸出物重量,计算结果。

五、含量测定

1. 容量分析法:记录使用仪器名称、型号及编号、供试品的称量(平行试验 2 份),简要的操作过程,指示剂的名称,滴定液的名称及其浓度(mol/L),消耗滴定液的毫升数,空白试验的数据,计算式与结果。电位滴定法应记录采用的电极,滴定时温度;非水滴定要记录室温;用于原料药的含量测定时,所用的滴定管与移液管均应记录其校正值。

2. 紫外分光光度法:记录仪器名称、型号及编号,检查溶剂是否符合要求,吸收池的配对情况,供试品与对照品的称量(平行试验各 2 份)及其溶解和稀释情况,核对供试品溶液的最大吸收峰波长是否正确,狭缝宽度,测定波长及其吸收度值(或附仪器自动打印记录),计算式及结果。必要时应记录仪器的波长校正情况。

3. 高效液相色谱法:记录仪器名称、型号及编号,检测波长、色谱柱号与柱温,流动相与流速,内标溶液,供试品与对照品的称量(平行试验各 2 份)和溶液的配制过程,进样量,测定数据,计算式与结果,并附色谱图。如标准中规定有系统适用性试验者,应记录试验的数据(如理论板数,分离度,校正因子的相对标准偏差等)、并按要求记录。

六、检验记录和检验报告问题实例

1. 原料药的含量(%)

例如:某一检验机构测得维生素 B_1 的含量数值为 108.0%,结果判定为符合规定。

《中国药典》凡例规定,原料药的含量,除另有注明外,均按重量计。如未规定上限时,系指不超过 101.0%。

维生素 B_1,《中国药典》2020 年版含量规定为:按干燥品计算,含 $C_{12}H_{17}ClN_4OS \cdot HCl$ 不得少于 99.0%。

虽然没有规定上限,按《中国药典》凡例规定,上限应不超过101.0%。

维生素 B_1 的含量为108.0%,仍然判定为符合规定,是错误的。

查找原因,是数据计算有错误。

我们检验人员应培养这样的敏感性,发现类似的数据,不能轻易出结果,应查找原因,确定数据后再出报告。

2. 有关物质记录问题

例:罗红霉素胶囊有关物质检查,各杂质峰面积的和没有计算过程。罗红霉素胶囊,药典规定,各杂质峰面积的和不得大于对照溶液主峰面积的4.5倍(4.5%)。检验记录中只有各杂质峰面积和的数据,没有具体的计算过程,因为这个数据不是直接测得的,是经过计算出来的,检验记录中必须得有计算过程。应该分析有关物质样品的数据,减去主峰的数据,减去溶剂的数据,剩余的数据的和才是各杂质峰面积的和。

3. 溶出度计算

例1:罗红霉素胶囊溶出度校正因子计算。检验记录记为"另取罗红霉素对照品(中国食品药品检定研究院,批号130557-201103.94.7%)①0.003 51 g;②0.003 50 g,精密称定,加溶出介质溶解并定量稀释制成每1 mL 中约含0.16 mg 的溶液,同法测定,计算出每粒的溶出量"。

计算式:

$$f_1 = \frac{0.00351 \times 94.7\%}{20 \times 4.871}$$

存在有两个问题如下。

(1)是计算式中"20"没有出处,对照品的稀释不要照抄药典的规定,应记录实际稀释的过程。

(2)是对照品的取样量0.00351 g,取样量较小,按照误差计算,用十万分之一天平称量达到精密测定,称样量应在 10 mg 以上,误差才能达到规定的要求。

例2:琥乙红霉素片溶出度。检验记录为"取本品,照溶出度测定法(通则0931)第二法,以 0.1 mol/L 盐酸溶液 900 mL 为溶出介质,转速为每分钟 50 转,依法操作,经 30 min 时,取溶液适量,滤过,取续滤液,作为供试品溶液;另取本品 10 片,研细,精密称取适量(约相当于平均片重):$W_{对}$0.1821 g,加乙醇 50 mL 使琥乙红霉素溶于 1000 mL 量瓶中,用 0.1 mol/L 盐酸溶液加至相应刻度,摇匀,制成每 1 mL 中约含红霉素 0.1 mg 的溶液,滤过,取续滤液,作为对照溶液。精密量取上述两种溶液各 5 mL,分别置 25 mL 量瓶中,加 0.1 mol/L 盐酸溶液 5 mL,摇匀,再加硫酸 10 mL,混匀,放置 30 min 冷却后,用 0.1 mol/L 盐酸溶液稀释至相应刻度,摇匀,照分光光度法(附录ⅣA),在 482 nm 的波长处分别测定吸光度

测得的数据为 $A_{对}$:0.227;$A_{样}$:①0.253;②0.241;③0.239;④0.259;⑤0.237;

⑥0.246。

计算：$\dfrac{A_{秤} \times 9 \times W_{对}}{A_{对} \times 10 \times W} \times 100\%$

溶出量分别为①100%；②96%；③95%；④103%；⑤94%；⑥98%。

问题有：

（1）"另取本品10片"，少"精密称定"的步骤，因计算溶出度还要用到平均片重的数据，取本品10片，不精密称定就没有平均片重的数值，另这个平均片重的数不能用重量差异项下的平均片重的数值。

（2）计算式中"9"和"10"没有出处。正确的计算式应为：

$$\dfrac{A_{秤} \times 900}{A_{对} \times 1000 \times W_{平均}} \times 100\%$$

（3）对照溶液和供试品溶液的吸光度数值均小于0.3。药典要求："一般供试品溶液的吸光度数，以在0.3～0.7为宜"。吸光度数值小于0.3，可能造成线性不好，应查找原因。

4. 实际操作过程不要照抄药典。根据药典规定，按实际操作记录。

例：人参健脾丸（水蜜丸）含量测定，供试品溶液的制备，检验记录记为："取本品水蜜丸适量，研碎，取约4 g，精密称定；或取重量差异项下的大蜜丸，剪碎，混匀，取约6 g，精密称定，加硅藻土6 g，充分研磨成薄片后剪碎，置索氏提取器中，加石油醚（60～90 ℃）80 mL，加热回流3 h，弃去石油醚，药渣挥干，加甲醇80 mL，加热回流5 h，放冷，滤过，滤液转移至100 mL量瓶中，用少量甲醇分次洗涤容器，洗液滤入同一量瓶中，加甲醇至相应刻度，摇匀，即得"。

应记录为"取本品水蜜丸适量，研碎，取约4 g，精密称定，加硅藻土6 g，充分研磨成薄片后剪碎，置索氏提取器中，加石油醚（60～90 ℃）80 mL，加热回流3 h，弃去石油醚，药渣挥干，加甲醇80 mL，加热回流5 h，放冷，滤过，滤液转移至100 mL量瓶中，用少量甲醇分次洗涤容器，洗液滤入同一量瓶中，加甲醇至相应刻度，摇匀，即得"。因为做的检品是水蜜丸，按药典规定的水蜜丸项目操作就可以，没有必要再照抄药典，把大蜜丸的操作过程也记录上。

5. 检品名称书写不规范或错误。

如："山茱萸"写为"山萸肉"。

"呋塞米注射液"写为"呋噻米注射液"。

"芎钩天麻丸"写为"芎沟天麻丸"等。

应按药品通用名称填写，和国家药品标准的名称一致，不能填写其它别称。（列入国家药品标准的药品名称为药品通用名称。）

6. 检验结果的有效数字保留位数与药品标准规定的数字的位数不一致。

例:麸炒苍术,标准规定为:"按干燥品计算,含苍术素($C_{13}H_{10}O$)应不得少于0.20%,检验结果写为"0.578%"。标准规定中的数值的位数是百分位,检验结果0.578保留到千分位,与药品标准规定的数字的位数不一致。

七、检验报告有关内容解读

1. 检品名称

应按药品通用名称填写,和国家药品标准的名称一致,不能填写其它别称。(列入国家药品标准的药品名称为药品通用名称)。

2. 规格

按质量标准填写。填写的为制剂的规格,不是包装规格。

制剂的规格:系指每一支、片或其它每一个单位制剂中含有主药的重量(或效价)或含量(%)或装量。

3. 批号

批号是用于识别"批"的一组数字或字母加数字,严格按样品包装实样填写。

4. 有效期至

按药品包装实样填写。

(有效期至应按年、月、日的顺序标注,年份用四位数表示,月、日用两位数表示。如有效期至××××年××月、××××年××月××日。也可用数字和其他符号表示为"有效期至××××.××、有效期至××××/××/××"等。)

5. 检验依据

按国家药品标准检验。已成册的质量标准应写明标准名称、版本和部册等,单页的质量标准应写出标准名和标准编号,如"国家药品监督管理局标准(试行)WS-135(X-119)-2000"等。

第十三章
有效数字和数值的修约及其运算

药品检验工作中除生物检定统计法以外的各种测量或计算而得的数值,应符合《中国药典》凡例和国家标准 GB81702008《数值修约规则极限数值的表示和判断》的规定。

第一节 有效数字的基本概念

有效数字:系指在检验工作中所能得到有实际意义的数值。其最后一位数字欠准是允许的,这种由可靠数字和最后一位不确定数字组成的数值,即为有效数字。

1. 有效数字:检验工作中所能得到有实际意义的数值。

有效数字=可靠数字+欠准数字。

欠准数字:只能是上下差一个单位。

如:15.80 mL、0.531 2 g,前三位是准确的,最后一位是估计的,不甚准确,但它不是臆造的,记录时应保留这一位,这四位都是有效数字。

有效数字~实际上能测到的数字(只有一位不准确,称为可疑数字)。

2. 在没有小数位且以若干个零结尾的数值中,有效位数系指从非零数字最左一位向右数得到的位数减去无效零(即仅为定位用的零)的个数。如:

65 000 若有两个无效零,则为三位有效数字,写为 $650×10^2$ 或 $6.50×10^4$;65 000 若有三个无效零,则为二位有效数字,写为 $65×10^3$ 或 $6.5×10^4$。

3. 在其他十进位数中,有效数字系指从非零数字最左一位向右数而得到的位数。

(1)5.2、0.52、0.052、0.005 2 均为两位有效数字,0.052 0 为三位有效数字。

(2)20.00 为四位有效数字。

(3)32.390 为五位有效数字。

4. 有效数字的首位数字为 8 或 9 时,其有效位数可以多计一位。

85% 与 115%,都可以看成是三位有效数字。

99.0% 与 101.0% 都可以看成是四位有效数字。

5. 非连续型数值(如个数、分数、倍数)是没有欠准数字的,其有效位数可视为无限多位。例如分子式"H~SO$_4$"中的"2"和"4"是个数;常数 π、e 和系数等数值的有效位数也可视为是无限多位;含量测定项下每 1 mL 的 xxx 滴定液(0.1 mol/L)…… 中的"0.1"为名义浓度,规格项下的"0.3 g"或"1 mL:25 mg"中的"0.3"、"1"和"25"为标示量,其有效位数也均为无限多位,即在计算中,其有效位数应根据其他数值的最少有效位数而定。或结果按有效数字修约规则进行修约,有效数字的数位应于标准中的规定一致。

第二节　数值修约及其进舍规则

1. 数值修约是指对拟修约数值中超出需要保留位数时的舍弃,根据舍弃数来保留最后一位数或最后几位数。

2. 修约间隔是确定修约保留位数的一种方式。修约间隔的数值一经确定,修约值即应为该数值的整数倍。例如:指定修约间隔为 0.1,修约值即应在 0.1 的整数倍中选取,也就是说,将数值修约到小数点后一位。

3. 确定修约位数的表达方式

(1)指定数位

1)指定修约间隔为 10^{-n}(为正整数),或指明将数值修约到小数点后位。

2)指定修约间隔为 1,或指明将数值修约到个数位。

3)指定修约间隔为 10^n(为正整数),或指明将数值修约到 10^n 数位,或指明将数值修约到"十"、"百"、"千"……数位。

(2)指定将数值修约成位有效位数(为正整数)。

(3)进舍规则

口诀:四舍六入五考虑,五后非零则进一,

五后全零看五前,五前偶舍奇进一,

不论数字多少位,都要一次修约成。

注意:按英、美、日药典方法修约时,按四舍五入进舍即可。

1)拟舍弃数字的最左一位数字小于 5 时,则舍去,即保留的各位数字不变。

例 1 将 3.249 8 修约到一位小数(十分位),得 3.2。

例 2 将 12.149 8 修约成二位有效位数,得 12。

2)拟舍弃数字的最左一位数字大于 5,或者是 5,而其后跟有并非全部为 0 的数字时,则进一,即在保留的末位数字加 1。

例 1 将 1 258 修约到百数位,得 $13×10^2$。

例 2 将 1258 修约到三数位,得 $125×10$。

例 3 将 12.502 修约到个数位,得 13。

3)拟舍弃数字的最左一位数字为 5,而右面无数字或皆为 0 时,若所保留末位数为奇数(1,3,5,7,9)则进一,为偶数(2,4,6,8,0)则舍弃。

4.不许连续修约拟修约数字应在确定修约位数后一次修约获得结果,而不得多次连续修约。

第三节 运算规则和注意事项

一、运算规则

在进行数学运算时,对加减法和乘除法中有效数字的处理是不同的。

1.许多数值相加减时,所得和或差的绝对误差必较任何一个数值的绝对误差大,因此相加减时应以诸数值中绝对误差最大(即欠准数字的数位最大)的数值为准,以确定其他数值在运算中保留的位数和决定计算结果的有效位数。

2.许多数值相乘除时,所得积或商的相对误差必较任何一个数值的相对误差大。因此相乘除时应以诸数值中相对误差最大(即有效位数最少)的数值为准,确定其他数值在运算中保留的位数和决定计算结果的有效位数。

3.在运算过程中,为减少舍入误差,其他数值的修约可以暂时多保留一位,等运算得到结果时,再根据有效位数弃去多余的数字。

二、注意事项

1.正确记录检测所得的数值应根据取样量、量具的精度、检测方法的允许误差和标准中的限度规定,确定数字的有效位数(或数位),检测值必须与测量的准确度相符合,记录全部准确数字和一位欠准数字。定量分析(滴定和重量分析)一般要求四位有效数字。

2.正确掌握和运用规则:不论是何种办法进行计算,都必须执行进舍规则和运算规则,如用计算器进行计算,也应将计算结果经修约后再记录下来。如由工作站出的数据,可按有效数字修约原则修约后判定。

3.要根据取样的要求,选择相应的量具。

(1)"精密称定"系指称取重量应准确到所取重量的 0.1% ,可根据称量选用分析天平或半微量分析天平;"精密量取"应选用符合国家标准的移液管;必要时应加校正值。

(2)"称定"(或"量取")系指称取的重量(或量取的容量)应准确至所取重量(或容量)的百分之一。

(3)取用量为"约××"时,系指取用量不得超过规定量的 100% ±10% 。

(4)取用量的精度未作特殊规定时,应根据其数值的有效位数选用与之相应的量具;

如规定量取 5 mL、5.0 mL 或 5.00 mL 时,则应分别选用 5～10 mL 的量筒、5～10 mL 的刻度吸管或 5 mL 的移液管进行量取。

4. 在判定药品质量是否符合规定之前,应将全部数据根据有效数字和数值修约规则进行运算,并根据《中国药典》凡例及国家标准 GB8170–2008《数值修约规则极限数值的表示和判断》中规定的"修约值比较法",将计算结果修约到标准中所规定的有效位数,而后进行判定。

5. 在实验中要求

(1)正确地记录分析数据;

(2)正确地选取用量和选用适当的分析仪器;

(3)正确地表示分析结果。定量分析(滴定和重量分析)一般要求四位有效数字。

第十四章
实验室质量控制

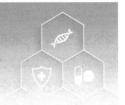

药品生产企业应按照相关法律法规、技术标准和技术规范,建立和管理质量控制实验室,开展检验工作,确保检验检测工作的科学性、准确性和规范性。

《药品生产质量规范》第十二条对质量控制的基本要求是:

(一)应当配备适当的设施、设备、仪器和经过培训的人员,有效、可靠地完成所有质量控制的相关活动。

(二)应当有批准的操作规程,用于原辅料、包装材料、中间产品、待包装产品和成品的取样、检查、检验以及产品的稳定性考察,必要时进行环境监测,以确保符合本规范的要求。

(三)由经授权的人员按照规定的方法对原辅料、包装材料、中间产品、待包装产品和成品取样。

(四)检验方法应当经过验证和确认。

(五)取样、检查、检验应当有记录,偏差应当经过调查并记录。

(六)物料、中间产品、待包装产品和成品必须按照质量标准进行检查和检验,并有记录。

(七)物料和最终包装的成品应当有足够的留样,以备必要的检查或检验;除最终包装容器过大的成品外,成品的留样包装应当与最终包装相同。

第一节　实验室和人员

一、实验室

实验室应设有与药品生产品种、规模和检验要求相适应的检验场所,检验设施和环境条件应满足检验工作的要求,并配备必要的报警、消防设施、应急及急救设施,设施和环境条件对检验结果质量有影响时,应对环境状况进行监测、控制和记录。

取样、留样观察室及稳定性考察的设施和环境应符合样品规定的贮藏条件,并进行监控和管理。

1. 一般由理化实验室、微生物实验室、阳性菌对照实验室、无菌检查室、抗生素效价测定室、仪器室、标准溶液室、天平室、高温加热室、留样观察室、稳定性考察室、洗刷室、化学试剂库（少量）、实验动物房、气瓶间、更衣室、办公室等组成。

2. 质量控制室应当配备药典、标准图谱等必要工具书，以及标准品或对照品等相关的标准物质。

3. 中药饮片和中药制剂生产企业应建立中药材及饮片标本室，标本应涵盖企业生产品种所涉及的所有中药材及中药饮片的正品以及常见混乱品种的伪劣品。

4. 质量控制实验室通常应当与生产区分开。生物检定、微生物和放射性同位素的实验室还应当彼此分开。

5. 实验室的设计应当确保其适用于预定的用途，并能够避免混淆和交叉污染，应当有足够的区域用于样品处置、留样和稳定性考察、样品的存放以及记录的保存。

6. 必要时，应当设置专门的仪器室，使灵敏度高的仪器免受静电、震动、潮湿或其他外界因素的干扰。

二、人员

实验室应配备一定数量的与所生产药品的品种、规模和检验工作相适应的检验人员，检验人员应具有相关专业基础知识和检验操作技能，经岗位技能培训及考核合格，认定其检验范围并授予检验报告权后，方可开展检验工作。

1. 质量控制负责人应当具有足够的管理实验室的资质和经验，可以管理同一企业的一个或多个实验室。

2. 质量控制实验室的检验人员至少应当具有相关专业中专或高中以上学历，并经过与所从事的检验操作相关的实践培训且通过考核。

3. 检验人员应掌握化学安全、防护、救护知识并能有效操作；从事微生物检验的人员应进行生物安全防护知识等方面的培训，考核合格后方可从事微生物检测工作；压力容器操作人员应经相关部门培训获取资质并经授权方可操作。

4. 从事中药材、中药饮片质量验收及检验人员需具有相关的专业知识和识别药材真伪、质量优劣的技能，并持证上岗。

5. 应制定人员培训规程并建立人员技术、培训及健康档案。每年度应制定人员培训计划并有效实施和考核评价。检验人员应不断进行法律法规、基本理论知识、药品标准及检验方法、基本操作技能、仪器设备操作及维护养护、质量管理体系、实验室安全与防护及检验记录与报告书书写细则等培训。

6. 质量控制实验人员、设施、设备应当与产品性质、生产规模相适应。

7. 企业通常不进行委托检验，确需委托检验的，应按照有关规定（第十一章中委托检验部分),委托外部实验室进行检验,但应在检验报告中予以说明。

第二节 检验仪器设备的管理

1.应当按照操作规程和校准计划定期对生产和检验用衡器、量具、仪表、记录和控制设备及仪器进行校准和检查,并保存相关记录。校准的量程范围应当涵盖实际生产和检验的使用范围。

2.应当确保生产和检验使用的关键衡器、量具、仪表、记录和控制设备以及仪器经过校准,所得出的数据准确、可靠。

3.应当使用计量标准器具进行校准,且所用计量标准器具应当符合国家有关规定。校准记录应当标明所用计量标准器具的名称、编号、校准有效期和计量合格证明编号,确保记录的可追溯性。

4.衡器、量具、仪表、用于记录和控制的设备以及仪器应当有明显的标识,标明其校准有效期。

5.不得使用未经校准、超过校准有效期、失准的衡器、量具、仪表以及用于记录和控制的设备、仪器。

6.企业的厂房、设施、设备和检验仪器应当经过确认,应当采用经过验证的生产工艺、操作规程和检验方法进行生产、操作和检验,并保持持续的验证状态。

7.仪器设备的种类、数量、各种参数(量程、精度与分辨率等)包括必要的备品、备件和附件应能满足企业生产品种的药品检验的技术要求,应建立仪器设备的采购、验收、使用和管理规程,并有相关记录。

8.仪器设备应按需求制定操作规程、期间核查规程及内部校准规程;强制检定的仪器设备应按规定进行计量检定;需期间核查的仪器(仪器设备的性能不够稳定、漂移率大、使用频率高、经常携带运输到现场检测以及在恶劣环境下使用的仪器设备)应实施期间核查;辅助设备应对其功能状态进行验证。仪器设备应有明确的标识来表明其状态;应有使用和维护记录。

9.仪器设备应指定专人管理,操作人员应经培训并考核合格授权后方可操作;对不合格、待修、待检的仪器,要有明确标识并应及时进行相应的处理;修复的仪器设备应进行评估,必要是检定、校准后方可使用,如对修复前的检验结果有影响时,应进行追溯。要有使用记录,使用记录的内容要完整。

10.精密仪器设备应建立仪器设备管理档案,档案内容应完整;应建立仪器设备供应商档案和合格供应商名录,对仪器设备的质量、供应商信誉、售后服务等方面进行考察和评估。

11. 仪器设备放置的场所应当符合要求,便于仪器的操作、清洁与维修。各类压力容器的存放应有固定场所、使用应有安全措施,压力蒸汽灭菌器应定期进行灭菌效果的验证并保存相关记录;气体钢瓶应放置气瓶柜中或采取相应措施固定。

12. 仪器设备配置的计算机应专机专用,专人负责,定期维护。重要文件要及时备份,避免数据丢失和感染病毒。

稳定的检验仪器设备是获得准确可靠检验数据的基础,现在自动化程度高,结构复杂的检验仪器设备越来越多,检验仪器的管理在实验室管理系统越来越重要。

仪器的选型要根据检验需求确定仪器的功能、配制、操作参数的范围是否满足使用要求,以及仪器供应商提供的确认、维护、培训资质能力等。

13. 仪器的校准:关键检验仪器应建立仪器使用、校准、维护日志,仪器的使用、校准、维护行为都应在日志上记录。

仪器的校准分为内部校准和外部校准,内部校准是指公司内部有资质的人员按公司SOP进行的校准活动,并填写相关校准记录或报告。外部校准是由具有校准资质的外部机构进行的校准。

仪器设备要有购置和配备申请、安装和验收记录。要建立台账,(如编号、名称、规格型号、生产厂家、技术指标、放置地点、保管人等)仪器档案。是否按照规定进行维护和保养,是否定期效验且在明显的部位粘贴效验合格标志。

仪器设备可以使用绿、黄、红三色标志管理。

14. 仪器设备的使用与维护

要严格按照SOP使用,使用前后检查状态,认真填写使用记录。

未取得操作许可证的人员不得单独使用仪器设备。

合理地安排任务和负荷。

提供良好的工作环境,有专人负责定期检查、清洁、保养和维护。

仪器的维护活动应该被记录在仪器校准、维护日志中。对于比较复杂的仪器可以设计专用的维护记录表格,维护记录表格可以逐项列出需要检查和更换的项目,记录维护结果、维护日期、执行人和复核人签名。

第三节　检验方法和质量标准

1. 企业应当确保药品按照注册批准的方法进行全项检验。

2. 符合下列情形之一的,应当对检验方法进行验证:

(1)采用新的检验方法;

(2)检验方法需变更的;

（3）采用《中华人民共和国药典》及其他法定标准未收载的检验方法；

（4）法规规定的其他需要验证的检验方法。

3.对不需要进行验证的检验方法，企业应当对检验方法进行确认，以确保检验数据准确、可靠。

4.检验应当有书面操作规程，规定所用方法、仪器和设备，检验操作规程的内容应当与经确认或验证的检验方法一致。

5.检验应当有可追溯的记录并应当复核，确保结果与记录一致。所有计算均应当严格核对。

质量标准：物料和成品应当有经批准的现行质量标准；必要时，中间产品或待包装产品也应当有质量标准。

成品的质量标准应当包括如下。

（1）产品名称以及产品代码。

（2）对应的产品处方编号（如有）。

（3）产品规格和包装形式。

（4）取样、检验方法或相关操作规程编号。

（5）定性和定量的限度要求。

（6）贮存条件和注意事项。

（7）有效期。

第四节　试剂和标准物质

一、试剂及试液的管理

1.试剂、试液、培养基和鉴定菌的管理应当至少符合以下要求。

（1）试剂和培养基应当从可靠的供应商处采购，必要时应当对供应商进行评估。

（2）应当有接收试剂、试液、培养基的记录，必要时，应当在试剂、试液、培养基的容器上标注接收日期。

（3）应当按照相关规定或使用说明配制、贮存和使用试剂、试液和培养基。特殊情况下，在接收或使用前，还应当对试剂进行鉴别或其他检验。

（4）试液和已配制的培养基应当标注配制批号、配制日期和配制人员姓名，并有配制（包括灭菌）记录。不稳定的试剂、试液和培养基应当标注有效期及特殊贮存条件。标准液、滴定液还应当标注最后一次标化的日期和校正因子，并有标化记录。

（5）配制的培养基应当进行适用性检查，并有相关记录。应当有培养基使用记录。

（6）应当有检验所需的各种检定菌，并建立检定菌保存、传代、使用、销毁的操作规程和相应记录。

（7）检定菌应当有适当的标识，内容至少包括菌种名称、编号、代次、传代日期、传代操作人。

（8）检定菌应当按照规定的条件贮存，贮存的方式和时间不应当对检定菌的生长特性有不利影响。

试剂又称化学试剂或试药，主要是实现化学反应、分析检验、研究试验、教学试验等使用的纯净化学品。除另有规定外，试验用的试剂均应符合《中国药典》附录试药项下规定，实验用水均系指纯化水。

试剂按用途分为通用试剂、高纯试剂、分析试剂、仪器分析试剂、临床诊断试剂、生化试剂、无机离子显色剂等。

试剂常用规格有四种，基准试剂（ZJ）、优级纯（GR）、分析纯（AR）、化学纯（CR）。

试剂的选用原则如下。

（1）标定滴定液用基准试剂。

（2）制备滴定液可采用分析纯或化学纯试剂，但不经标定直接按称重计算浓度的应采用基准试剂。

（3）制备杂质限度检查用的标准溶液，采用优级纯或分析纯试剂。

（4）制备试液与缓冲液等可采用分析纯或化学纯试剂。

试剂的采购、接收和标识如下。

（1）试剂应从经过资质认可的厂家或供应商采购，必要时对供应商进行评估。

（2）试剂接收时，应有接收记录，必要时应在每个试剂瓶或包装箱上粘贴标签，注明接收日期和试剂有效期。

（3）试剂的首次开启者，应将首次开启日期同时标注在试剂标签上并签名。

实验室配制的试液，应有配制记录，记录使用的试剂名称、批号、用量等信息，试液瓶标签上应注明试剂名称、贮存条件、配制人、配置日期、有效期。

试剂库应具备良好的通风设施，应分为普通试剂存放和毒性试剂存放，试剂应该按照类别编号分别存放，有入库、出库和使用记录。

液体、固体试剂应分开存放，挥发性试剂应注意避免污染其他试剂。存放试剂的储存室应有通风设施及防火、防爆、防腐措施。

剧毒或易制毒试剂的采购和管理应符合国家相关法规的要求，采购需获得公安机关颁发的毒品采购许可证。接收时应有专门的可控区域进行储存（必要时可用保险柜），专人管理。双人复核并记录品名、用途、用量、剩余量、领用日期、领用人和复核人。实行物料平衡管理。

试剂的储存和使用如下。

（1）试剂瓶上有明确贮存条件的，必须遵照执行。试剂应储存在密闭容器中，避免阳光直射并置于干燥、温度适宜的环境中（室温），且应记录试剂库温度。

（2）试液配制过程应描述清楚，储存除另有规定外，默认为室温保存。并应建立合理的储存效期。

试剂的报废如下。

试剂、试药的报废应根据不同的特性，存放在不同的容器中，并粘贴标签，注明报废试剂的类型。报废流程，应根据试剂不同特性和相应法规要求来制定相应的报废流程。一般酸碱试剂可中和后废弃。但有机挥发试剂、剧毒或易制毒试剂，需要有相关资质的机构进行特殊处理，并记录。

二、标准品及对照品的管理

1. 标准品或对照品的管理应当至少符合以下要求。

（1）标准品或对照品应当按照规定贮存和使用。

（2）标准品或对照品应当有适当的标识，内容至少包括名称、批号、制备日期（如有）、有效期（如有）、首次开启日期、含量或效价、贮存条件。

（3）企业如需自制工作标准品或对照品，应当建立工作标准品或对照品的质量标准以及制备、鉴别、检验、批准和贮存的操作规程，每批工作标准品或对照品应当用法定标准品或对照品进行标化，并确定有效期，还应当通过定期标化证明工作标准品或对照品的效价或含量在有效期内保持稳定。标化的过程和结果应当有相应的记录。

标准品或对照品是指国家药品标准规定使用的用于统一量值的标准物质。由中检院负责制备、标定、保管和分发，用于鉴别、检查、含量测定的标准物质。

企业可以选择相应的活性物质，使用法定的标准品、对照品进行标化，标化后的物质作为企业自制工作标准品或对照品。

企业应建立对标准品、对照品的管理规程，明确对其管理和使用。

2. 对照品的采购和接收：标准品、对照品可以从中检院或国内法定认可机构采购。要有专人负责接收和管理并建立接收记录。接收时对有温度要求的应立即放到符合温度要求的环境中。同时在接收时还应检查标准品名称、批号、数量、有效期、说明书等信息，并将其记录在接收记录中。

3. 对照品的标识：标准品、对照品的标识内容至少包括名称、批号、制备日期（如有）、有效期或复标期（如有）、首次开启日期、含量或效价、贮存条件。

对照品溶液也应有明确的标识，标签中应有对照品溶液的名称、配制人、配制日期、有效期、便于追踪编号或批号。

4. 对照品的使用、贮存和处置

应有 SOP 对标准品、对照品的使用、储存、处置等流程进行规定。对于不在常温贮存的对照品还应规定从储存区域取出后恢复至室温的时间、使用注意事项,如:是否需要在称量使用前干燥、是否需要重新测定对照品干燥失重或者其他应规定的流程、还应规定用于计算的数值。

对照品、标准品、基准试剂的出入库台账、使用发放登记台账与实物是否一致。

称量精度是否符合要求,称量重量是否能准确至所取重量的千分之一。

已配制的对照品溶液使用时间是否有明确规定,时间的确定是否有验证数据支持。

标准物质、基准试剂应从能提供溯源证书的单位购买,并能溯源。

标准品、对照品(对照药材)、特殊试剂(毒品、麻醉品、精神药品和剧毒试剂、易制毒品)、药材标本等应制定使用和管理规程,指定专人保管并建立台账,做到账物相符,使用应有登记。

应制定菌(毒)种的使用管理规程,内容至少包括:菌(毒)种的验收、保存、传代(确认)、使用、销毁等,并做好相应记录。

5. 对照品溶液稳定性研究

标准品、对照品提供机构一般不会明确对照品溶液的有效期,原则上不推荐重复使用对照品溶液,如果重复使用应对其稳定性和使用效期进行研究。在相同存放条件下,定期用新配制的对照品溶液对待考察的对照品溶液的含量或杂质进行分析。

6. 滴定液管理

滴定液是用于滴定被测物质含量的标准溶液,应具有准确的浓度。标定由两名有资质的检验人员在温差小于 10 ℃ 的条件下进行标定和复标,标定需在室温(10 ~ 30 ℃)条件下进行,并在记录中注明标定时的实际温度。除另有规定外,初、复标者在相同条件下各自标定三份,三份相对偏差及二者平均值的相对偏差均不得大于 0.1%。

滴定管应经过校准且在有效期内,滴定液配制和标定应符合规定,比如:硫代硫酸钠滴定液是否在配制并储存一个月后进行标定。滴定液配制记录应完整,比如:原始滴定数据、恒重过程记录等。滴定液的储存应符合储存条件,比如:氢氧化钠滴定液应贮存在塑料溶液中,且有除二氧化碳装置。滴定液应在有效期内使用,应有完整的领用记录等。

第五节 取样与留样

1. 取样应当至少符合以下要求

(1)质量管理部门的人员有权进入生产区和仓储区进行取样及调查。

(2)应当按照经批准的操作规程取样,操作规程应当详细规定。

1)经授权的取样人。

2)取样方法。

3）所用器具。

4）样品量。

5）分样的方法。

6）存放样品容器的类型和状态。

7）取样后剩余部分及样品的处置和标识。

8）取样注意事项,包括为降低取样过程产生的各种风险所采取的预防措施,尤其是无菌或有害物料的取样以及防止取样过程中污染和交叉污染的注意事项。

9）贮存条件。

10）取样器具的清洁方法和贮存要求。

（3）取样方法应当科学、合理,以保证样品的代表性。

（4）留样应当能够代表被取样批次的产品或物料,也可抽取其他样品来监控生产过程中最重要的环节（如生产的开始或结束）。

（5）样品的容器应当贴有标签,注明样品名称、批号、取样日期、取自哪一包装容器、取样人等信息。

（6）样品应当按照规定的贮存要求保存。

2. 企业按规定保存的、用于药品质量追溯或调查的物料、产品样品为留样。用于产品稳定性考察的样品不属于留样。

留样应当至少符合以下要求。

（1）应当按照操作规程对留样进行管理。

（2）留样应当能够代表被取样批次的物料或产品。

（3）成品的留样:①每批药品均应当有留样;如果一批药品分成数次进行包装,则每次包装至少应当保留一件最小市售包装的成品;②留样的包装形式应当与药品市售包装形式相同,原料药的留样如无法采用市售包装形式的,可采用模拟包装;③每批药品的留样数量一般至少应当能够确保按照注册批准的质量标准完成两次全检(无菌检查和热源检查等除外);④如果不影响留样的包装完整性,保存期间内至少应当每年对留样进行一次目检观察,如有异常,应当进行彻底调查并采取相应的处理措施;⑤留样观察应当有记录;⑥留样应当按照注册批准的贮存条件至少保存至药品有效期后一年;⑦如企业终止药品生产或关闭的,应当将留样转交授权单位保存,并告知当地药品监督管理部门,以便在必要时可随时取得留样。

（4）物料的留样:①制剂生产用每批原辅料和与药品直接接触的包装材料均应当有留样。与药品直接接触的包装材料(如输液瓶),如成品已有留样,可不必单独留样;②物料的留样量应当至少满足鉴别的需要;③除稳定性较差的原辅料外,用于制剂生产的原辅料(不包括生产过程中使用的溶剂、气体或制药用水)和与药品直接接触的包装材料的留样应当至少保存至产品放行后二年;如果物料的有效期短,则留样时间可相当缩短;④

物料的留样应当按照规定的条件贮存,必要时还应适当包装密封。

为确定药品或物料的质量是否符合预先制定的质量标准,需要根据制定的取样方案对药品和物料进行取样,取样方案中应明确取样的方法、所用的取样器具,确定取样点、取样频率、样品的数量和每个样品的重量,盛装样品用的容器等。

取样是整个质量控制过程中非常重要的一个环节,取样数量虽小,但对该批产品的质量来说却是具有代表性的。

(5)取样的范围:①原材料(包括辅料、活性成份、包装材料)。②中间产品。③中间过程控制的取样。④成品(包括留样的取样)。

(6)选择取样人员时应该考虑以下几个方面。

1)有良好的视力和对颜色分辨、识别能力。

2)能够根据观察到的现象做出可靠的质量判断和评估(如:对破损的包装进行适当的质量评估和行动,必要时通知质量管理人员)。

3)取样人员应了解物料安全知识、卫生要求。

4)取样人员应该接受相应的技能培训使其熟悉取样方案和取样流程,必须掌握取样技术和取样工具的使用,必须意识到在取样过程中样品被污染的风险并采取相应的安全防范措施,同时应该在专业技术和个人技能得到持续培训。

5)取样人员应无传染病、皮肤病和暴露的伤口。

(7)取样人员培训至少涵盖以下方面。

1)取样方案的制定。

2)取样程序,包括样品的采集方案。

3)取样技能及取样器具的使用。

4)取样时应采取的安全措施。

5)样品外观检验的重要性。

6)对异常现象的记录和报告。

7)取样器具和取样间的清洁。

(8)取样器具:应该根据要取的样品选择合适的取样器具。取样器具一般来说应该具有光滑表面,易于清洁和灭菌。取样器具使用完后应该尽快清洁,必须在清洁、干燥的状态下保存,再次使用前应进行消毒,用于微生物检验、无菌样品取样的取样器具在使用前必须先灭菌,灭菌后的器具应在规定期限内使用,过期需要重新灭菌。

(9)取样间:取样间的洁净级别应与产品生产区的洁净级别一致,有足够的空间进行取样操作。取样间的人流、物流通道要分开,要配备相应的更衣室和取样操作间,同时要考虑取样间的清洁需要配备相应的功能。

取样区域风向设计为层流,防止开启的容器、物料和操作者之间的污染;

物料取样间一般应设在仓储区,在物料接收时完成取样。需要在生产线完成的取样可在生产区进行。取样前取样室内环境温度、湿度达到要求后,取样人员方可进入。

同一工作日取不同的物料,之间需要对取样间进行适当的清洁,更换取样工具以防止可能的交叉污染

(10)取样操作的一般原则:被抽检的物料与产品是均匀的,且来源可靠,应按批取样。若总件数为 n,则当 n≤3 时,每件取样;当 3<n≥300 时,按 $\sqrt{n}+1$ 件随机取样;当 n>300 时,按 $\sqrt{n}/2+1$ 件随机取样。

对于同一批号的物料多次到货,如果供应商能够确认储存和运输条件一致的话,基于第一次到货的放行报告,对于后续批次可只进行鉴别。

一般原辅料的取样:

若一次接收的同一批号原辅料是均匀的,则可从此批原辅料的任一部分进行取样。

若原辅料不具有物料均匀性,则需要使用特殊的取样方法取出有代表性的样品。可以根据原辅料的性质,采用经过验证的措施,在取样前,恢复原辅料的均匀性。例如,分层的液体可以通过搅拌解决均匀性问题;液体中的沉淀可以通过温和的升温和搅拌溶解。

无菌物料的取样应充分考虑取样对于物料的影响,取样过程应严格遵循无菌操作的要求进行,取样人员应进行严格的培训,取样件数可按照《中华人民共和国药典》附录无菌检查法中批出厂产品最少检验数量的要求计算。

在对供应商充分评估的基础上,可要求供应商在分装时每件留取适当数量的样品置于与物料包装材质相同的小容器中,标示清楚,并置于同一外包装中,方便物料接收方进行定性鉴别,以减少取样对物料污染的风险。

中药材、中药饮片的取样人员应经中药材鉴定培训,以便在取样时能发现可能存在的质量问题,药材的取样操作应按照《中华人民共和国药典》一部附录中药材取样法的要求进行,在取样时应充分考虑中药材的不均一性。

工艺用水取样操作应与正常生产操作一致,取样后应及时进行检验,以防止质量发生变化。

为避免印刷包装材料取样时存在混淆的风险,每次只能对一种印刷包装材料取样,所取印刷包装材料的样品不能再放回原包装中。样品必须有足够的保护措施和标识,以防混淆或破损。

应考虑到一次接收的内包装材料与药品直接接触的不均匀性,因此,至少要采用随机取样方法,以发现可能存在的缺陷。取样件数可参考 GB/T 2828.1(ISO2859−1)《计数抽样检验程序第 1 部分:按接收质量限(AQL)检索的逐批检验抽样计划》的要求计算取样。

中间产品的取样应能及时准确反应生产情况,在线取样时应充分考虑工艺和设备对样品的影响,选择相应的生产时段和取样位置进行取样操作。

成品的取样应考虑生产过程中的偏差和风险。对于无菌检查样品的取样,取样件数应按照无菌药品附录第八十条的规定,结合《中华人民共和国药典》附录无菌检查法中批出厂产品最少检验数量的要求计算。

放射性药品的取样操作可根据产品的实际情况进行,并采取相应的防护措施。

物料和产品标准中有特定取样要求的,应按标准要求执行。对包装材料、工艺用水等,按具体情况制定取样操作原则。

取样后应分别进行样品的外观检查,必要时进行鉴别检查。若每个样品的结果一致,则可将其合并为一份样品,并分装为检验样品、留样样品,检验样品作为实验室全检样品。

取样数量应能够满足检验及留样的要求。

(11)取样方案

1)取样的方法。

2)取样的工具。

3)样品量。

4)是否有特殊取样要求。

5)样品容器。

6)取样完成后被取样包装上的标签。

7)避免交叉污染应采取的措施,特别是无菌产品。

8)对人体毒害的防护措施。

9)样品的贮存条件。

(12)取样注意事项

1)绝不允许同时打开两个物料包装;

2)取不同种类物料时必须更换套袖;

3)从不同包装中取样时必须更换一次手套;

4)在取样开始和结束时检查取样工具的数量,避免取样工具遗留在物料中;

5)如果在同一天需要在同一取样间进行不同种类物料取样,最好按照包装材料、辅料、原料的顺序进行取样操作。

(13)样品标识:①样品名称;②批号;③取样日期;④样品来源(应具体到包装容器号);⑤样品贮存条件;⑥如需要,应标明取样时间和样品测试时间;⑦取样人。

(14)取样记录。取样的异常处理。留样记录:应包括产品名称、批号、数量、取样时间、失效日期、贮存条件、贮存地点、贮存时间和留样人签名等。留样的使用:一般情况下,留样仅在有特殊目的时才能使用,使用前需要得到质量管理负责人的批准。

第六节　质量控制实验室文件

1. 质量控制实验室的文件应当符合第八章的原则,并符合下列要求:

(1) 质量控制实验室应当至少有下列详细文件:①质量标准;②取样操作规程和记录;③检验操作规程和记录(包括检验记录或实验室工作纪实簿);④检验报告或证书;⑤必要的环境监测操作规程、记录和报告;⑥必要的检验方法验证报告和记录;⑦仪器校准和设备使用、清洁、维护的操作规程及记录。

(2) 每批药品的检验记录应当包括中间产品、待包装产品和成品的质量检验记录,可追溯该批药品所有相关的质量检验情况;

(3) 宜采用便于趋势分析的方法保存某些数据(如检验数据、环境监测数据、制药用水的微生物监测数据);

(4) 除与批记录相关的资料信息外,还应当保存其他原始资料或记录,以方便查阅。

2. 与本规范有关的每项活动均应当有记录,以保证产品生产、质量控制和质量保证等活动可以追溯。记录应当留有填写数据的足够空格。记录应当及时填写,内容真实,字迹清晰、易读,不易擦除。

3. 应当尽可能采用生产和检验设备自动打印的记录、图谱和曲线图等,并标明产品或样品的名称、批号和记录设备的信息,操作人应当签注姓名和日期。

4. 记录应当保持清洁,不得撕毁和任意涂改。记录填写的任何更改都应当签注姓名和日期,并使原有信息仍清晰可辨,必要时,应当说明更改的理由。记录如需重新书写,则原有记录不得销毁,应当作为重新书写记录的附件保存。

5. 每批药品应当有批记录,包括批生产记录、批包装记录、批检验记录和药品放行审核记录等与本批产品有关的记录。批记录应当由质量管理部门负责管理,至少保存至药品有效期后一年。

质量标准、工艺规程、操作规程、稳定性考察、确认、验证、变更等其他重要文件应当长期保存。

6. 如使用电子数据处理系统、照相技术或其他可靠方式记录数据资料,应当有所用系统的操作规程;记录的准确性应当经过核对。

使用电子数据处理系统的,只有经授权的人员方可输入或更改数据,更改和删除情况应当有记录;应当使用密码或其他方式来控制系统的登录;

关键数据输入后,应当由他人独立进行复核。

用电子方法保存的批记录,应当采用磁带、缩微胶卷、纸质副本或其他方法进行备份,以确保记录的安全,且数据资料在保存期内便于查阅。

上述条款规定了记录填写、复核、更正、保存等管理要求。

实验室记录的3种形式：①检验记录。②实验室日志，包括仪器使用记录，色谱柱使用记录，标准品使用记录等。③电子数据处理系统、照相技术或其它可靠方式记录、数据资料。

实验室记录应可追溯所有与产品质量检验有关的历史信息。记录的检查应关注数据及图谱的溯源性。数据、图谱的可溯源性判定是一个复杂的过程，在检查中需要认真、细致、慎重，注意结合具体试验方法从多方面着手：①打印的图谱样品信息不完整；②图谱明显存在有悖常理之处；③不同品种（或不同批次产品）的数据/照片/图谱相同；④HPLC色谱图采集时间与运行时间矛盾；⑤HPLC色谱图保留时间与坐标轴标示矛盾；⑥积分表中某一色谱峰的有效位数与其他多数峰不一致；⑦效价测定抑菌圈数据相同。

质量控制实验室的文件应当符合第八章的原则，并符合下列要求：①文件的起草、修订、审核、批准、替换和撤销、复制、保管和销毁等应当按照操作规程管理，并有相关的文件分发、撤销、复制、销毁记录。②文件的起草、修订、审核、批准均应当由适当的人员签名并注明日期。③文件应当标明题目、种类、目的以及文件编号和版本号。文字应当确切、清晰、易懂，不能模棱两可。④原版文件复制时，不得产生任何差错，复制的文件应当清晰可辨。⑤文件应当定期审核、修订；文件修订后，应当按照规定管理，防止旧版文件的误用。分发、使用的文件应当为批准的现行文本，已撤销的或旧版文件除留档备查外，不得在工作现场出现。⑥与本规范有关的每项活动均应当有记录，以保证产品生产、质量控制和质量保证等活动可以追溯。记录应当留有填写数据的足够空格。记录应当及时填写，内容真实，字迹清晰、易读，不易擦除。⑦应当尽可能采用生产和检验设备自动打印的记录、图谱和曲线图等，并标明产品和样品的名称、批号和记录设备的信息，操作人应当签注姓名和日期。⑧记录应当保持清洁，不得撕毁和任意涂改。记录填写的任何更改都应当签注姓名和日期，并使原有信息仍清晰可辨，必要时，应当说明更改的理由。记录如需重新书写，则原有记录不得销毁，应当作为重新书写记录的附件保存。

应制定检验原始记录、检验报告书书写规程，检验人员应如实做好检验记录，确保检验记录原始真实、内容完整齐全，书写清晰整洁，检验报告依据准确，数据无误，结论明确，格式规范。

检验人员应按有效数字和数值的修约及运算规则进行数据计算和修约。

应制定留样管理规程，按规程对原辅料、成品、标签、包装材料等留样进行管理。

产品留样应采用产品原包装或模拟包装，贮藏条件应与产品规定的贮藏条件相一致，留样量要满足留样期间内测试所需的样品量。留样样品保存到药品有效期后一年，未规定有效期的药品保存三年。产品留样期间如出现异常质量变化，应填写留样样品质量变化通知单，报质量管理部门负责人进行彻底调查并采取相应的处理措施。留样期间如需使用留样，应经质量管理部门负责人批准。应指定专人进行留样考察，填写留样观察记录。

应制定稳定性试验考察规程,明确规定考察品种、批数、考察项目、考察频率,并做好记录。规定有效期的品种考察到有效期后一年,未规定有效期的品种考察三年。考察期间发现产品存在质量问题或有异常情况时,应及时向质量管理部门报告并协助查找存在质量问题的原因。

实验室应每年参加省药品监督管理局组织的全省实验室间比对,比对结果有问题或不满意时,应采取纠正措施并有效整改。

应建立检验结果超标调查的操作规程。任何检验结果超标都必须按照操作规程进行完整的调查并及时采取相应的纠正预防措施、有效整改并保存相关记录。

毒性试剂管理:毒性试剂(包括配制的试液)是否实行双柜、双人保存,使用记录应完整,不能影响溯源,毒性试剂使用应账、物相符,用于何处、使用量、剩余量都应有记录,有据可查。

实验耗材:应满足分析测试的需要。如色谱柱、容器、量器等。若需避光,应使用棕色容器或量器。接收时应有供应商的产品合格证,并按国家对量器的要求建立检定规程,使用时保持清洁,避免交叉感染。

原始记录问题:

①本品应为棕褐色的水蜜丸,气微,味甘而后微苦、辛。

②检查未做,重量差异。

③含量测定未写黄芪甲苷的分子式,未记录使用天平的型号、编号,对照品称样量2.82 mg→10 mL,未做平行试验。

④显微鉴别,未记录使用显微镜的编号,型号。

⑤原始记录未编页码。

⑥薄层、液相图谱没有检验者、校对者签名。

总之,企业实验室应综合考虑实验室条件是否符合不同配置仪器的要求,仪器配置是否符合检验要求,产品检验 SOP 是否具有可操作性,检验项目采用方法是否正确,是否按规定进行平行实验,相应计算方法是否正确,原始记录是否完整。

实验室管理是一门综合管理科学。一个优秀的实验室,要求每一个工作人员在科学的、全面的、全过程的严格管理和监督下,自觉遵守实验室管理规范,提供准确可靠的实验数据、结果、结论和报告。

第十五章
药品监督抽验

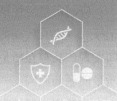

国家对药品质量实行的监督抽验，是保证人民用药安全有效的重要手段。只有按照科学合理的药品抽样方法进行抽样，使之在手续上合法，技术上可靠，程序上规范，才能保证随后的检验结果在药品质量监督管理中发挥应有的作用。

第一节　总　则

一、意义

1. 体现国家对药品质量实现的技术监管。

2. 为药品抽样工作提供合法、可靠的样品。

（1）样品是由抽样人员依法到被抽样单位存放药品的现场抽取的。

（2）样品是抽样人员按规定的抽样程序的。

（3）样品质量不因抽样和抽样后的贮运过程而发生变化，从而可以根据样品检验的结果对其所代表的一批药品质量作出判断。

3. 为药品监管部门提供查处假劣药品的物证。

二、法规依据

1.《药品管理法》（2019 年 12 月 1 日起施行）。

《药品管理法》第一百条"药品监督管理部门根据监督管理的需要，可以对药品质量进行抽查检验。抽查检验应当按照规定抽样，并不得收取任何费用；抽样应当购买样品。所需费用按照国务院规定列支"。

2.《药品管理法实施条例》（2002 年 9 月 15 日起施行）。

《药品管理法实施条例》第五十七条。"药品抽样必须由两名药品监督检查人员实施，并按照国务院药品监督管理部门的规定进行抽样，被抽检方应当提供样品，不得拒绝。

药品生产、经营和使用单位没有正当理由,拒绝接受抽查检验的,国务院药品监督管理部门和省级药品监督管理部门可以宣布停止该单位拒绝抽查检验的药品上市销售和使用"。

3.《药品质量抽查检验管理办法》(2019 年 8 月 12 日起施行)。

《药品质量抽查检验管理办法》第四条。"国务院药品监督管理部门负责组织实施国家药品质量抽查检验工作,在全国范围内对生产、经营、使用环节的药品质量开展抽查检验,并对地方药品质量抽查检验工作进行指导。

省级药品监督管理部门负责对本行政区域内生产环节以及批发、零售连锁总部和互联网销售第三方平台的药品质量开展抽查检验,组织市县级人民政府负责药品监督管理的部门对行政区域内零售和使用环节的药品质量进行抽查检验,承担上级药品监督管理部门部署的药品质量抽查检验任务。"

《药品质量抽查检验管理办法》第五条。"药品监督管理部门设置或者确定的药品检验机构,承担药品质量抽查检验所需的检验任务。"

《药品质量抽查检验管理办法》第六条。"从事药品生产、经营、使用活动的单位和相关人员应当依照本办法接受药品监督管理部门组织实施的药品质量抽查检验,不得干扰、阻挠或拒绝抽查检验工作,不得转移、藏匿药品,不得拒绝提供证明材料或故意提供虚假资料。"

4.《药品抽样原则及程序》

三、药品质量抽查检验的原则

药品质量抽查检验是对上市后药品监管的技术手段,应当遵循科学、规范、合法、公正原则。

1. 科学性

确保取样操作、贮运过程科学合理,保证样品质量。

2. 规范性

抽样程序应规范、有序,不得随意更改。

3. 合法性

保证抽样工作符合《中华人民共和国药品管理法》和《药品质量抽查检验管理办法》等法律法规。

4. 公正性

在抽样过程中,抽样人员应不徇私情、客观公正。

四、药品抽验分类

药品质量抽查检验根据监管目的一般可分为监督抽检和评价抽检。监督抽检是指药品监督管理部门根据监管需要对质量可疑药品进行的抽查检验,评价抽检是指药品监督管理部门为评价某类或一定区域药品质量状况而开展的抽查检验。

第二节 抽样计划

一、计划制定

(一)国务院药品监督管理部门和省级药品监督管理部门应当制定年度药品质量抽查检验计划,按照目标明确、重点突出、统筹兼顾、有效覆盖的要求对药品质量抽查检验工作进行安排部署。

省级药品监督管理部门制定的药品质量抽查检验计划,应当与国家药品质量抽查检验计划相互衔接,各有侧重,在扩大覆盖面的同时,避免重复。

(二)市县级人民政府负责药品监督管理的部门应当根据上级药品监督管理部门制定的计划,结合实际情况,制定本行政区域内药品质量抽查检验实施方案,实施方案应当突出属地药品监管工作要求。

(三)根据监管情况的变化,组织抽查检验的药品监督管理部门可对药品质量抽查检验计划进行调整。

(四)重点抽查检验的药品

药品监督管理部门制定药品质量抽查检验计划,可以将下列药品作为抽查检验重点如下。

1. 本行政区域内生产企业生产的。

2. 既往抽查检验不符合规定的。

3. 日常监管发现问题的。

4. 不良反应报告较为集中的。

5. 投诉举报较多、舆情关注度高的。

6. 临床用量较大、使用范围较广的。

7. 质量标准发生重大变更的。

8. 储存要求高、效期短、有效成分易变化的。

9. 新批准注册、投入生产的。

10. 其他认为有必要列入抽查检验计划的。

二、术语

(1)批:在规定限度内具有一定性质和质量,并在同一连续生产周期中生产出来的一定数量的药品。

（2）批号：用于识别一个"批"的一组数字和或字母加数字。用以追溯和审查该批药品的生产历史。

（3）抽样批：施行抽样的同一批号药。

（4）抽样单元：施行抽样的药品包装件。

（5）包装件：库存的或货架上的可直接被清点、搬运和存放的药品包装单位。

（6）最小包装：药品大包装套小包装的最小包装单位。

（7）单元样品：从一个抽样单元中抽取的样品。

（8）最终样品：由从不同抽样单元抽取的单元样品汇集制成的样品，供检验、复核、留样和必要时作为查处假劣药品的物证之用。

第三节 抽 样

一、抽样前准备

（一）人员要求

抽样人员应当具备良好的职业道德和素质，具有较强的工作能力和严谨的工作作风，能够承担药品抽样工作。

抽样人员应当熟悉《药品管理法》、《药品管理法实施条例》、《药品生产质量管理规范》、《药品经营质量管理规范》、《药品质量抽查检验管理办法》等法律法规和规范，了解《中国药典》等药品标准要求，熟悉药品的外观状态、正常标识、贮藏条件等要求，以便于对异常情况做出判断，并确定检验项目、抽样环节和抽样数量等内容。

抽样人员应当熟悉药品抽样工作技术规程，正确掌握各类抽样设计和操作方法，熟练使用采样器具。

抽样队伍应当相对稳定，定期接受法律法规和专业技术培训。

（二）人员组织

抽样单位应根据当次抽样工作的目标要求，组建相应数量的抽样工作组，每个抽样工作组的人员应不得少于2人。抽样时应当向被抽样单位出示相关证明文件，原则上同一人不应同时承担当次抽样和检验工作。

抽样单位应当围绕抽样任务要求对抽样人员进行专题培训，抽样人员，应当认真研究抽检的背景资料，对抽查检验要求做出基本判断，确定现场检查和抽样的具体事项，必要时与承检机构对检验项目、抽样环节和抽样数量等具体事宜进行商定。

（三）取样工具

直接接触药品的取样工具，使用前后应当及时清洁干燥，不与药品发生化学作用，不对抽取样品及剩余药品产生污染。

抽取粉末状固体样品和半固体样品时，一般使用一侧开槽、前端尖锐的不锈钢抽样棒取样，也可使用瓷质或者不锈钢质药匙取样。

抽取低黏度液体样品时，根据不同情形分别使用吸管、烧杯、勺子、漏斗等取样；抽取腐蚀性或者毒性液体样品时，需配用吸管辅助器；抽取高黏度液体样品时，可用玻璃棒蘸取。

抽取无菌样品或者需做微生物检查、细菌内毒素检查等项目的样品时，取样工具须经灭菌处理。

（四）文件与凭证

抽样人员抽样前，应当查验抽检工作计划、抽样工作实施方案、委托书或行政执法证、药品抽查检验样品封签、药品抽样记录及凭证、样品（物证）密封袋等必要证明凭证。

二、抽样现场检查

抽样人员应当查看被抽样单位生产经营使用资质及相关材料，实地查看贮藏场所环境控制措施、运行状态及监控记录、存放标识等情况，现场查验包装标签标示的名称、批准文号、批号、有效期、生产企业等内容，查验辨识药品的外观性状（如破损、受潮、受污染、混有其他品种，或者有掺假、掺劣、假冒迹象等）等。

如果发现存在违法违规生产经营使用行为和影响药品质量的潜在问题，应根据检验和调查的需要收集相应资料。

现场检查中发现疑似药品质量问题情形时，可针对性抽样；发现有明显违法违规问题的，应当移交具有管辖权的药品监督管理部门依法进行处理。

三、现场抽样

（一）确定抽样地点

抽样场所应当由抽样人员根据被抽样单位类型确定。从药品生产环节抽样一般为成品仓库和药用原、辅料或包装材料仓库，从药品经营环节抽样一般为经营企业的药品仓库或零售企业的营业场所，从药品使用单位抽样一般为药品库房，从药品互联网交易环节抽样一般为与线上一致的线下药品仓库。

抽取的样品必须为已放行或验收入库的待销售（使用）的药品，对明确标识为待验产品或不符合规定（不合格）产品的，原则上不予抽取。

（二）抽样方法

先确定抽样品种，再确定抽哪几个批号

1. 抽样批的确定。库存批数少于等于计划抽样批数时,各批均为抽样批;库存批数多于计划抽样批数时,应随机抽取。可参照简单随机或分层比例随机等方法确定抽样批。

2. 简单随机方法。在抽取同一生产企业生产的药品时,首先将药品批号进行编码,然后分别采取抽签、掷骰子、查阅随机数表或者用计算机发随机数等简单随机方法确定抽样批。

3. 分层比例随机方法。如在抽取多个生产企业生产的药品时,首先按生产企业产品质量信誉的高低分为若干层次(例如可以分为 A、B、C 三层),然后按照质量信誉高的少抽、质量信誉低得多抽的原则,确定各层次药品生产企业的抽样比例(例如 1:2:3),确定各层次生产企业的抽样批数,最后按简单随机抽样法确定抽样批。抽样人员可根据实际情况采用科学合理的分层随机方法。

制剂:计划抽取的样品数少于 6 个最小包装时,应当从相应数量的抽样单元中取样(如需抽取 4 个最小包装,应当从 4 个抽样单元中各取 1 个最小包装)。

计划抽取的样品等于或者多于 6 个最小包装时,则应当从 6 个抽样单元中抽样,并且从各单元中抽取的最小包装数应当大致相等(如需抽取 12 个最小包装,应当从 6 个抽样单元中各取 2 个最小包装单位)。

中药材和中药饮片:应当按照《中国药典》"药材和饮片取样法"规定的方法取样,除特殊情况外,应从未拆封完整包装的样品中抽取。

(三)抽取样品

抽样数量应当按照当次抽查检验计划或抽样工作实施方案执行,取样操作应当规范,不得影响所抽样品和被拆包装药品的质量。样品选择一般应当遵循随机原则;也可根据工作安排,以问题为导向,通过快速筛查等技术手段针对性抽取样品。

1. 针对性抽样。抽样人员对可疑药品有针对性的抽样。抽样人员可以通过感官(看、嗅、摸等)或现场快检等方法,发现可疑药品,抽样做进一步检验或作为查处的物证(在外观标识等信息已能确证违法时,不必检验)的情况。针对性抽样的意义在于:用最小的抽验成本,达到最大程度的监管效果。

2. 抽样数量。抽样数量一般为 3 倍全检量,贵重药品为 2 倍全检量,每个全检量至少 3 个最小包装。

制剂一般以完整的最小包装为取样对象,从确定的抽样单元中抽取单元样品。

将取得的单元样品汇集成最终样品,分成 3 份,以备检验、复核、留样和查处假劣药品的物证之用。

3. 签封

结束后抽样人员应使用药品封签将所抽样品签封,完整、准确填写封签内容,由抽样人员和被抽样单位相关人员共同签字,并加盖印章或指模;签封应达到保证在不破坏封签情况下无法调换样品的目的。

4.记录

抽样人员应当完整、准确、规范填写专用的《药品抽样记录及凭证》,由抽样人员和被抽样单位相关人员共同签字,并加盖印章或指模。

被抽样单位拒绝签字或盖章时,抽样人员应当在药品抽样记录及凭证上注明并签字。

在抽样过程中,可通过拍照、录像、留存相关票据的方式对抽样过程的现场信息予以记录。

对近效期的药品应当满足检验、结果告知和复验等工作时限,方可抽样;组织抽查检验的药品监督管理部门有特殊要求的除外。

5.信息报送

抽样人员完成现场抽样后,应当按照要求通过相应的信息平台,及时报送抽样信息。

6.贮藏运输

样品在贮藏运输过程中,应当按照贮藏运输条件的要求,采取相应措施,确保全程符合药品存储条件,保证样品不变质、不破损、不污染。

抽样单位应当按规定时限将样品、药品抽样记录及凭证等相关资料送达或寄送至承担检验任务的药品检验机构。

7.抽样人员在抽样过程中不得有下列行为:①样品签封后擅自拆封或更换样品;②泄露被抽样单位商业秘密;③其他影响抽样公正性的行为。

四、样品购买

药品监督管理部门在制定抽检计划时,应明确购买样品的结算方式、结算时限和支付单位(可以是抽检组织部门、抽样单位、检验单位等)。抽样人员完成抽样并填报购样信息后,收款单位(可以是使用单位、销售单位、生产单位或药品上市许可持有人等)凭《药品抽样记录及凭证》按规定的结算方式结算,并在规定时限内按要求开具相关票据。支付单位及时审核并结算。

(一)结算方式

1.现场结算。抽样人员在抽样时以刷卡等方式现场结算购样费,并在《药品抽样记录及凭证》上标明已支付,并由被抽样单位向抽样单位开具发票,支付凭证由抽样单位留存。

2.非现场结算。完成抽样后,抽样人员填写《药品抽样记录及凭证》,被抽样单位向抽检组织部门指定的支付单位开具发票,支付单位按照《药品抽样记录及凭证》填写的价格,向被抽样单位支付购样费,支付凭证由支付单位留存。

3.生产方结算。完成抽样后,抽样人员填写《药品抽样记录及凭证》,被抽样单位凭

《药品抽样记录及凭证》向进货单位补货,生产企业凭销售环节和使用环节被抽样单位补货时传递的《药品抽样记录及凭证》,以及在生产环节抽样时留存的《药品抽样记录及凭证》,向抽检组织部门指定的经费支付单位提请结算,并向支付单位开具相关票据,支付凭证由支付单位留存。

4.其他结算方式。经当次抽检组织部门同意,抽样单位和被抽样单位协商一致,可采用其他结算方式或价格完成购样,但必须留存相关的依据和凭证并在《药品抽样记录及凭证》中予以注明。

(二)支付价格

向药品零售和使用环节支付的,一般以实际零售价格为准;向药品批发环节支付的,一般以最低供货价格为准;向药品生产环节支付的,一般以最低出厂价格为准。

第四节 药品检验

药品检验机构应当对送检样品的外观、状态、封签等可能影响检验结果的情况进行核对,并对药品抽样记录及凭证内容、药品封签签字盖章等情况进行核对,核对无误后予以签收。对需冷链保存等特殊储运条件的样品,应当检查其储运全过程的温湿度记录符合要求后方可签收。

一、药品检验机构可拒绝接收的情形

有下列情形之一的,药品检验机构可拒绝接收:

(1)样品外观发生破损、污染的。

(2)样品封签包装不完整或未在规定签封部位签封、可能影响样品公正性的。

(3)药品抽样记录及凭证填写信息不准确、不完整,或药品抽样记录及凭证标识与样品实物明显不符的。

(4)样品批号或品种混淆的。

(5)包装容器不符合规定、可能影响检验结果的。

(6)有证据证明储运条件不符合规定、可能影响样品质量的。

(7)样品数量明显不符合计划要求的。

(8)品种类别与当次抽查检验工作计划不符的。

(9)超过抽样工作规定时限的。

(10)其他可能影响样品质量和检验结果情形的。

对拒绝接收样品的,药品检验机构应当按照组织抽查检验工作的药品监督管理部门要求,向抽样单位说明理由,退返样品,并向组织抽查检验工作的药品监督管理部门

报告。

二、收检

药品检验机构应当对签收样品逐一登记并加贴标识,分别用于检验或按贮藏要求留存。

除抽查检验计划另有规定外,药品检验机构应当自收到样品之日起 25 个工作日内出具检验报告书;特殊情况需延期的,应当报组织抽查检验工作的药品监督管理部门批准。

三、检验

(1)除组织抽查检验的药品监督管理部门做出特殊要求外,药品检验机构应当按照国家药品标准规定对抽取的样品进行全项目检验,对结果进行判定并出具检验报告书。必要时,可采用通过验证确认的其他检验方法进行检验,出具检验数据。

药品检验机构对不具备资质的检验项目或其他原因无法按时完成检验任务的,经组织抽查检验工作的药品监督管理部门同意,可委托具有相应资质的其他药品检验机构完成检验任务。

(2)根据监管工作需要,对有掺杂、掺假嫌疑的药品,药品检验机构应当依据国务院药品监督管理部门批准的药品补充检验方法进行检验并出具检验报告书。

(3)药品检验机构在检验过程中发现下列情形时,应当立即向组织抽查检验工作的药品监督管理部门报告,不得迟报漏报:①药品存在严重质量安全风险(如热原、细菌内毒素、无菌等项目不符合规定)需立即采取控制措施的;②涉嫌存在掺杂、掺假的;③涉嫌违法违规生产行为的;④同一企业多批次产品检验不符合规定,涉嫌质量体系存在问题的;⑤对既往承担检验任务的药品经后续分析研究发现可能存在严重风险隐患的。

四、结果报告

药品检验机构应当按照规定时间上报或寄送检验报告书。除另有规定外,药品检验机构应当在报告书签发后及时将药品检验报告书和药品抽样及记录凭证等材料传递抽样单位,并完成结果上报工作。检验结果为不符合规定的,药品检验机构应当在 2 个工作日内将检验报告书和药品抽样记录及凭证等材料传递被抽样单位所在地省级药品监督管理部门和标示生产企业所在地省级药品监督管理部门,或对涉及的相关单位具有管辖权的药品监督管理部门。

五、复验

1.被抽样单位或标示生产企业对药品检验机构的检验结果有异议的,可以自收到检验报告书之日起 7 个工作日内提出复验申请。逾期提出申请的,药品检验机构不再受理。

复验申请应当向原药品检验机构或者上一级药品监督管理部门设置或者确定的药品检验机构申请,也可以直接向中国食品药品检定研究院申请,其他药品检验机构不得受理复验申请。

2. 药品检验机构应当在收到复验申请之日起 7 个工作日内对资料进行审核,并开具《复验申请回执》,告知申请复验单位是否受理复验,并在 2 个工作日内报告组织抽查检验的药品监督管理部门。有下列情形之一的,不得受理复验申请。

(1)国家药品标准中规定不得复试的检验项目。

(2)重量差异、装量差异、无菌、热原、细菌内毒素等不宜复验的检验项目。

(3)未在规定期限内提出复验申请或已申请过复验的;第三十七条。

(4)样品不能满足复验需要量、超过效期或效期内不足以完成复验的。

(5)特殊原因导致留存样品无法实现复验目的等其他不能受理复验的情形。

当检出为明显可见异物时,相关企业或单位可自收到检验报告书之日起 7 个工作日内,前往原药品检验机构对该项目进行现场确认。

复验机构出具的复验结论为最终检验结论。

第五节　监督管理和信息公开

一、监督管理

对涉及的相关单位具有管辖权的药品监督管理部门(药品监督管理部门,下同)应当对抽查检验中发现的不符合规定结果及其他问题进行调查处理。

药品监督管理部门应当自收到不符合规定报告书之日起 5 个工作日内组织将检验报告书转送被抽样单位和标示生产企业。

药品监督管理部门应当对不符合规定药品涉及的相关企业或单位依法进行调查处理。符合立案条件的要按规定立案查处,并按要求公开查处结果。涉嫌犯罪的,依法移交司法机关处理。

二、信息公开

组织抽查检验的国务院药品监督管理部门和省级药品监督管理部门应当按照有关规定公开药品质量抽查检验结果。

药品质量抽查检验结果公开内容应当包括抽查检验药品的品名、检品来源、标示生产企业、生产批号、药品规格、检验机构、检验依据、检验结果、不符合规定项目等。

有证据证实药品质量不符合规定原因的,可以适当方式备注说明。

药品质量抽查检验结果公开不当的,应当自确认公开内容不当之日起 5 个工作日内,在原公开范围内予以更正。

第六节　注意事项

一、从外观性状辨别药品假劣

颜色是否一致、光滑均匀,裂片、溶液是否澄明、澄清,有无吸潮、风化、氧化、返油、虫蛀、鼠咬、霉变,有无特殊异味、结晶析出等异常现象。

二、可以直接查处但不需送检的情况

(1)国家药品监督管理局规定禁止使用的。

(2)依照《药品管理法》必须批准而未经批准生产、配制、经营、进口,或者依照《药品管理法》必须检验而未检验即销售、配制、使用的。

(3)使用依照《药品管理法》必须取得批准文号而未取得批准文号的原料药生产的。

(4)所标明的适应症或者功能主治超出规定范围的。

(5)应标明而未标明有效期或者更改有效期的。

(6)未注明或者更改生产批号的。

(7)超过有效期的。

(8)直接接触药品的包装材料和容器未经批准的。

(9)擅自添加着色剂、防腐剂、香料、矫味剂及辅料的。

(10)生产、配制药品使用的辅料不符合药品标准规定的。

(11)不按照现行法定质量标准或者不按照批准的生产工艺擅自生产的。

(12)未经许可委托加工的。

(13)超越许可范围生产、配制或经营药品的。

(14)无生产或配制批记录的,批发经营无购进或销售记录的,零售经营无购进记录的。

(15)质量检验不合格仍销售或者使用的。

(16)无相应的药品生产设施或药品检验设备,不能保证药品质量的。

(17)药品经营企业和使用单位从非法渠道进药品或无合法进货凭证的。

(18)现场管理混乱、卫生环境严重不符合要求、违法现象严重,已不能保证药品质量的。

(19)药品管理法律、法规和规章规定的其他不需要进行检验的。

针对上述情形可以提取适量物品作为查处的物证,不需要对该药品进行检验。

三、填写《药品抽样记录及凭证》时应注意的事项

1. 药品通用名和药品商品名的区别。

列入国家药品标准的名称,为药品通用名称,应与检验标准中的药品名称相一致。

如果药品包装标识有商品名,应按照包装标识的商品名称填写。

已经作为药品通用名称的,该名称不得作为药品商标使用。

药品商品名称字体以单字面积计不得大于通用名称所用字体的二分之一。

2. 填写时要注意区别制剂规格和包装规格

制剂规格:系指每一支、片或其他每一个单位制剂中含有主药的重量(或效价)或含量(%)或装量。

包装规格指实际抽验检品的包装单位,从样品的最里面的包装开始从里向外描述。如:"100 片/瓶、12 粒/板×12 板/盒"等。

3. 剂型按药典制剂通则所列的制剂名称填写:

一般为:片剂、注射剂、胶囊剂、栓剂、丸剂、合剂、颗粒剂等。

四、药品分类

1. 注意区分中药材和饮片

中药材:是指在传统医术指导下应用的原生药材。分为:植物药、动物药和矿物药。

饮片:系指药材经过炮制后,可直接用于中医临床或制剂生产使用的处方药品。

2. 注意区分化学药品、抗生素和生化药品。

化学药品:是通过合成或半合成的方法制得的原料药及其制剂。如维生素 B_1、阿司匹林、硝苯地平、阿托品等。

抗生素:主要是由细菌、霉菌或其他微生物产生的次级代谢产物或人工合成的类似物。如青霉素、庆大霉素、罗红霉素、乙酰螺旋霉素、阿奇霉素、头孢唑啉钠(先锋 V 号)、头孢拉定(先锋 Ⅵ 号)、氨苄西林(β-内酰胺类抗生素)等。

生化药品:是指以生物化学方法为手段从生物材料中分离、纯化、精制而成的用来治疗、预防和诊断疾病的药品。如氨基酸、肽、蛋白质、酶类。

常见的生化药品有:牛黄酸、盐酸精氨酸、谷氨酸钠、三磷酸腺苷二钠、腺苷钴铵、胞磷胆碱钠、甲状腺、更昔洛韦、利巴韦林、阿昔洛韦、细胞色素 C、胰蛋白酶、胰岛素、肌苷、胃蛋白酶、门冬氨酸、胰酶、辅酶 Q10、肝素钠、尿激酶、右旋糖酐 20、辅酶 A、硫酸软骨素等。